Curanderismo secreto

Soluciones tradicionales
para cualquier problema íntimo

José Dueso

¡¡¡ADVERTENCIA IMPORTANTE!!!

Como en el caso de *Los asombrosos remedios del curandero*, y por ser este libro en buena medida su continuación y complemento, preciso es reseñar que los distintos remedios que aquí se citan igualmente proceden de la tradición popular y folklórica, y que si alguien quiere ensayar alguno de ellos, en sí mismo o en otras personas, lo hará bajo su exclusiva responsabilidad y con todas sus consecuencias. Recordamos que algunos son de probada solvencia, es verdad, pero otros muchos pueden resultar no ya solo perjudiciales para la salud sino incluso letales.

José Dueso

Introducción

Hoy la gente parece haber dejado de creer que una mujer pueda quedarse embarazada por intercambiar un beso con un hombre, o que un muchacho termine con el pene en la mano por masturbarse. Sin embargo, los embarazos juveniles proliferan de manera alarmante, y también los abortos, sean éstos clandestinos o no. Y, mucho peor todavía, para un enorme sector de la ciudadanía, el sexo sigue siendo cosa sucia, secreta, de la que ha de hablarse en voz muy baja, que provoca la hilaridad, y que está sujeta a todo tipo de controversias éticas y morales. Todo ello, sin olvidarnos de la doble moral que vivimos cotidianamente, en la que la condición femenina sigue estando denigrada, y de la influencia de la religión, que continúa convirtiendo las más naturales manifestaciones de la sexualidad humana en objeto de pecado y repulsa.

Por ello, no miremos hacia atrás con suficiencia, a la hora de leer este libro, ya que, a pesar de los asombrosos avances de la ciencia –ciencia, por cierto, en vías de convertirse en otra religión–, seguimos siendo tan ignorantes en la materia que aquí se toca como aquellas personas que antaño buscaban, en las secretísimas reboticas de las brujas y celestinas, las soluciones a sus problemas más íntimos. Por eso, hagamos un ejercicio de humildad y meditemos: ¿de verdad hemos cambiado tanto?, aunque la respuesta sea tan secreta e inconfesable como la propia rebotica a la que nos estamos refiriendo.

Sin pretender ser exhaustivo, lo que nos daría para varios volúmenes, o para redactar una auténtica enciclopedia, se hace repaso aquí de toda una serie de prácticas, remedios, recetas, creencias, y supersticiones varias, que tienen por objeto solucionar o aclarar problemas relacionados con el mundo de lo sexual y de lo amoroso. En unos casos se trata de conocimientos auténticamente secretos, en otros han circulado digamos de oreja en oreja, y en todos, con más o menos temor a ser escuchado, desde luego en voz muy baja.

No vamos a hablar aquí de normas morales, legislación ni de cualquier otro prejuicio de la índole que sea, y evitaremos, asimismo, comentarios subjetivos o razonamientos de tipo ético. Simplemente exponemos una información con espíritu divulgativo a la vez que pedagógico, fruto de la curiosidad antropológica de su autor. Por ello, cuando se habla en este libro de "esposo" o "esposa" en una relación amorosa o sexual, puede sustituirse perfectamente por pareja, amigo, amante, concubina, novio o cualquier otra persona, incluso del mismo sexo, y ya sea dentro de una pareja estable o no.

Aunque se han consultado muchos libros para la realización de este trabajo, la fuente principal del mismo ha sido el viva voz, por las razones que exponíamos en el encabezamiento, pero también porque en los libros de antropología y folklore al uso, esta faceta de ambas ciencias se suele pasar por alto. El motivo: la mayoría de los estudiosos del saber popular han sido en Occidente religiosos, afines o inmersos de lleno dentro de la moral católica, represora de todo lo relativo al sexo, como es bien sabido, aún en nuestros días, con justificaciones frecuentemente antinaturales.

En el caso de los remedios curativos –como en el de otras creencias y supersticiones, frecuentemente contradictorias–tampoco se presentan aquí los mismos desde un punto de vista médico, sino, una vez más, del de la tradición popular, unas veces muy antigua, otras casi sospechosamente moderna, y decimos sospechosamente porque en algunos casos se trata en realidad de fórmulas curativas rescatadas de la medicina popular por especialistas médicos de nuestros días. Así, pues, no estamos ante un trabajo enfocado desde el punto de vista de la ciencia oficial, sino de la antropología y del folklore, aunque bien es cierto que parte de la información que aquí se expresa procede directamente de antiguos tratados de medicina, y aunque pueda parecer increíble o hacer sonreír, también de algún que otro del pasado siglo XX.

Y basta ya de preámbulos, que ahora les toca opinar a ustedes, aunque no sin antes volver a recordarles que si alguien quiere ensayar algunos de los remedios aquí expuestos, en sí mismo o en otras personas, lo hará bajo su exclusiva responsabilidad y con todas sus consecuencias, pues este autor, salvo en lo tocante a lo puramente antropológico, como vulgarmente se dice se lava las manos.

La menstruación

Queremos volver a recordar aquí que todo lo que sigue es fruto del pensamiento popular, de la superstición y, algunas veces, sencillamente de la ignorancia. Sirva solo a título de curiosidad antropológica, pero nunca como manual a seguir a pies juntillas.

Precauciones ante la menstruación

Muchas mujeres tienen por costumbre vendarse un tobillo mientras les dura la menstruación, ante la creencia de que durante este período los huesos se debilitan, con el consiguiente riesgo de torceduras.

ഇൗൽ

Evite lavarse la cara la menstruante mientras le dure la regla, para que no le salgan manchas en ella. En algunas zonas de Castilla, se ha creído además que el baño vuelve locas a las mujeres que tienen la menstruación, por eso, mientras les duraba ni siquiera iban a lavar al río para evitar mojarse los pies.

ഇൗൽ

No tome líquidos ni alimentos frios.

ഇൗൽ

Para que no se le corte la menstruación, mientras esta le dure absténgase la menstruante de comer naranjas, tomates, o tomar vinagre.

ഇൗൽ

No utilice instrumentos cortantes, como cuchillos, hoces o guadañas.

ഇൗൽ

No se acerque la mujer que tiene la regla a perro alguno, pues podría excitarlo con el olor que desprende, volverlo temporalmente muy agresivo y sufrir un mordisco en los genitales.

ഇൗൽ

Que la menstruante no haga quesos, ni participe en la matanza, ni bata masa, ni hornee el pan.

ഇൗൽ

La mujer que tenga la regla no riegue plantas ni mucho menos las toque, pues las secaría, y que tampoco participe en la siega, ni en la vendimia, ni en la poda.

ෂාශ

Tampoco entre la menstruante en la bodega, y mucho menos cuando está fermentando el vino.

ෂාශ

Que no toque metales, pues puede oxidarlos, ni espejos, que corren peligro de nublarse.

ෂාශ

No monte a caballo la menstruante, y menos aún sobre una yegua preñada, pues con su estado haría malograr a la cría.

ෂාශ

No cure herida alguna, pues esta se infectaría. Aunque no debe olvidarse que para curar las verrugas, cada una de estas se ha acostumbrado a frotarlas con una gota de sangre menstrual, por la mañana y por la noche, durante varios días.

ෂාශ

Que no copule con su pareja, pues podría hacerle enfermar, y, de nacer un niño de dicho acto, podría padecer de elefantiasis. Sin embargo, no son pocas las mujeres que declaran abiertamente que cuando tienen la regla es cuando más les apetece el acto sexual y cuando más disfrutan con el mismo.

ෂාශ

Si el compañero de la menstruante siente un fuerte deseo sexual, túmbese a su lado en la cama, y permítale ella que tan solo le palpe o acaricie, pero nunca en la región comprendida entre el bajo vientre y las rodillas.

ෂාශ

Aunque muchas lo hacen, no alivie la menstruante a su pareja con la mano o con la boca, pues corre el riesgo el hombre de que se le enferme el pene, e incluso de que se le seque.

ෂාශ

En caso de plaga de insectos, pulgón u otro mal de la cosecha, pasee la menstruante por la plantación afectada, con sus genitales desnudos, y la plaga desaparecerá.

Cómo saber si una mujer tiene la menstruación

Basta con tomarle el pulso y comprobar si lo tiene alterado o no.

❧❧

Creen otros que la presencia de la menstruación va acompañada de una señal visible en forma de pequeña vena o algo similar, en la parte posterior de la pierna derecha de la mujer.

❧❧

La menstruante tiene el aliento fuerte, incluso fétido en ocasiones.

❧❧

Durante la regla, la mujer tiene los senos más duros e hinchados.

Contra las menstruaciones dolorosas

Reúnanse tres partes de flores de azahar, dos hojas de ortiga y una de raíces de caña, hiérvase todo durante un cuarto de hora y, cada mañana, durante nueve días seguidos, bébase una taza de este cocimiento. Suspéndase un día la toma y vuelva a reanudarse durante otros nueve. Es también un remedio ideal contra el mal de amores.

❧❧

Macháquense 15 gramos de raíces de perejil, hiérvanse en 350 gramos de agua y cuélese la cocción final. Tómense 3 tacitas al día, pero fuera de las comidas.

❧❧

Hiérvanse 3 gramos de hierba lombriguera o tanaceto en 300 gramos de agua, déjese reposar unos 18 minutos, cuélese y bébanse 3 tacitas al día, fuera de las comidas. Es un remedio ideal para las menstruaciones dolorosas, pero también para las difíciles.

৪০০৪

Sumérjanse los pies en un barreño con agua muy caliente, mezclada con ceniza y salvado.

৪০০৪

Quémese la camisa de la paciente y hágasele comer parte del polvillo resultante.

Contra las menstruaciones irregulares

Bébanse cocimientos de ruda, pero en mínimas cantidades.

৪০০৪

Si la regla se retrasa, ingiéranse dos infusiones diarias, fuera de las comidas, de hinojo marino.

৪০০৪

O hágasele orinar a la mujer sobre la tierra que acabe de remover un topo.

৪০০৪

Por el mismo motivo, tómese el jugo fresco del hinojo marino, entre 40 y 100 gramos, mezclado con alguna bebida aromática, pero no más de 2 vasitos al día y fuera de las comidas.

৪০০৪

Bébanse infusiones de abrótano macho, de canela o de culantrillo.

৪০০৪

Igualmente, si la regla tarda en bajar, déjense macerar tallos verdes de hinojo y luego bébase el producto resultante.

৪০০৪

Bébanse cocimientos de ajos o de cardo borriquero.

৪০০৪

También ha servido para regular los ciclos menstruales el aceite de artemisa.

La virginidad

Una de las creencias más arraigadas en Occidente fue la de que desflorar a una joven virgen era el mejor tratamiento contra la impotencia masculina, al mismo tiempo que la medicina milagrosa que podía devolverle la vitalidad a un anciano. Pero, fantasías aparte, lo cierto es que, además de una gran putada de la naturaleza para con la hembra humana, el himen ha solido ser imprescindible para que esta pudiese emparejar. No casarse significó para muchas mujeres tener que meterse a monja... o a puta. Además, como se ha venido repitiendo hasta la saciedad, una mujer no es auténticamente mujer hasta que un hombre le destruye el himen. Porque tradicionalmente se ha considerado la presencia de un himen como sinónimo de virginidad en la mujer, aunque es bien sabido que tan controvertida membrana puede romperse por causas ajenas al coito, y que también hay mujeres que la conservan a pesar de haber copulado, e, incluso, de haber parido, pues la naturaleza puede ser muy caprichosa, como nadie debiera ignorar.

Para conservar intacto el himen

Cuando quiera una virgen aliviarse en solitario, o en compañía, frótese el clítoris y zonas aledañas para alcanzar el orgasmo, pero no se introduzca dedo alguno en la vagina, aunque sí, si le apetece, en el ano.

ഊരുഷ

O, mejor aún, frótese la virgen con un almohadón o cojín entre las piernas y consiga el placer sin tan siquiera tocarse con las manos sus partes secretas.

ഊരുഷ

Consienta tan solo la virgen el coito por vía anal, y sea muy discreta. Es a la vez un buen método anticonceptivo.

ഊരുഷ

Por la misma causa, permita la mujer que el hombre se desahogue entre sus pechos. Si la hembra los tiene bien desarrollados, júntelos y coloque el hombre su miembro en la canal de los mismos. Frotando en sentido ascendente y descendente, no tardará en gozar de una placentera eyaculación. Además, si se hace bien y el miembro masculino fricciona los pezones femeninos, también disfrutará ella. Sabido es que hay mujeres que consiguen llegar al orgasmo con tan solo recibir caricias en tan delicadas puntas de carne. No pocas nodrizas han confesado que el amamantamiento del bebé les ha provocado fortísimos orgasmos.

ഊരുഷ

Los tocamientos bucales y manuales también permiten que una mujer disfrute de los placeres del sexo, pero al mismo tiempo conserve intacta su virginidad, o mejor dicho, su membrana himenal.

ଽଠଓଷ

Tampoco peligra el himen cuando la doncella permite a su galán que se desahogue entre sus piernas, manteniendo estas bien cerradas, y sin llegar a penetrarla normalmente. Es, al mismo tiempo, otro buen método anticonceptivo.

ଽଠଓଷ

Por razones obvias, no monte en bicicleta, y mucho menos si el sillín es de carrera.

ଽଠଓଷ

Ni realice ejercicios violentos, como correr, saltar o zambullirse, pues con ello también puede desgarrársele la membrana himenal.

Cómo pasar por virgen sin serlo

El mejor remedio, si se ha roto el himen y se quiere dar gato por liebre, es ponerse en manos de una persona experta en el arte de recomponerlo. A lo largo de la historia ha habido mujeres encargadas de tan artesanal menester, caso de las celestinas o "moatreras de doncellazgos". Pero también se han encargado de tan delicada labor barberos, sacamuelas, curanderos... y hasta zapateros, todos ellos denominados popularmente con el apelativo de "virgeros". El remiendo de la membrana virginal se llevaba a cabo con finas agujas de pellejeros, y se daban las puntadas con hilo de seda encerado. Para evitar el dolor, las hemorragias y las infecciones, se empleaba raíces de hojaplasma, fuste sanguino, cebolla albarrana y capacaballo. Si el destrozo en el himen o de los sucesivos remiendos –mejor llamarlos sobrevirgos– era tal que no se solucionaba con un simple zurcido, se fingía otro de vejiga. ¡Todo un trabajo artesanal! ¡Una auténtica "virguería"! –sí, precisamente de ahí procede este popular vocablo castellano–. Algunas y algunos eran tan diestros en estos menesteres, que incluso mujeres que habían parido varias veces llegaron a pasar por vírgenes... y no una sola vez. Hoy, a la sutura del himen, que se practica en hospitales y por cirujanos expertos, se le denomina popularmente "zurcido japonés". Sabido es también que existe un tipo de himen en extremo elástico, que no siempre se rompe tras un coito, que incluso prostitutas veteranas lo mantienen íntegro y que casadas que han parido dos veces lo conservan sin ser vírgenes.

ဆာ

Antaño, también se echó mano de una cierta "pomada virginal" o "crema de la condesa", fabricada a base de agallas de roble. Untada en las partes secretas de la mujer, estrechaba de tal modo las vaginas ensanchadas por el uso del coito, que muchas esposas pasaban por vírgenes ante sus esposos. Bien es cierto que igualmente usaron de ella algunas mujeres a las que, por habérseles dilatado exageradamente la vagina tras un parto, el coito no les producía la menor sensación y tampoco a su marido.

ဆာ

Si se quiere estrechar la vagina, lávese la mujer sus partes naturales con agua de mirto destilada, aromatizada con algunas gotas de aguardiente perfumado, o con un poco de esencia de cualquier líquido astringente.

ဆာ

Métase la interesada en un baño de consuelda y su vagina se estrechará tan exageradamente, que pasará un mal rato después durante el coito, y seguramente también su pareja masculina. Pero no se use de este remedio más de siete u ocho días seguidos.

ဆာ

También estrecha el conducto vaginal de la mujer experta en coitos, e incluso madre de más de un niño, pero que quiere pasar por virgen, el remedio siguiente: durante por lo menos diez o quince días antes de la noche de bodas, irríguese sus partes secretas con dos litros de agua fría en la que se habrán echado dos o tres cucharas soperas de tintura de benjuí, la resina del árbol denominado científicamente *Styrax benzoina*. Séquese después los órganos de la generación y tapone su vagina, sin apretar demasiado, con un trozo de tela fina. Ya por último, espolvoréese la vulva con almidón pulverizado, fécula de patata, talco simple o boronato.

୫୦୯ଈ

Otro remedio con idéntico fin falseador consiste en que la interesada mezcle el zumo de cuatro o cinco limones en dos litros de agua, y se irrigue con ella sus partes pudendas. Terminada esta operación, frótese la vulva con la pulpa de uno de los limones exprimidos, poniendo especial cuidado en hacerlo en las ninfas o labios menores, y en el capuchón o prepucio del clítoris. Eso sí, tenga cuidado de que tan delicada zona no haya sufrido ningún desgarro o cualquier otro tipo de lesión, pues el procedimiento citado le arrancará auténticos alaridos de dolor.

୫୦୯ଈ

Mas cómodo resulta, sin embargo, que la interesada se siente en un bidet, barreño o palangana hermosa, donde haya puesto agua con una pequeña cantidad de cal viva, y reciba en la vulva y la vagina, durante diez minutos, los vapores que se desprenden de esta mezcla. Cuide de no sumergir sus partes en el agua citada, y repita diariamente la operación durante seis u ocho días.

୫୦୯ଈ

Si la rotura del himen se producía por accidente, como por ejemplo que una niña se cayese abierta de piernas sobre un tinajón, pomo o borde, no era infrecuente que sus padres recurriesen a la ayuda de varios testigos y consiguiesen un documento notarial. Y es que, ¡han sido siempre tan incrédulos los maridos!

୫୦୯ଈ

Si la desvirgada ponía reparos al zurcido de su honra, siempre había otros remedios. El más conocido fue la introducción en la vagina de una pastilla cónica que antes había de lavarse con leche. Estaba elaborada con polvo de cristal mineral, clara de huevo, tierra de Valencia y leche de hojas de espárrago, todo ello bien amasado. El producto formaba una especie de tejido membranoso en el femenil conducto, y días después el incauto varón creía tener que habérselas con un himen de armas tomar. ¡Oh, vana ilusión! Pero, ya se sabe, ojos que no ven...

ಐ೧ಜಾ

A la no virgen, para que durante la prueba del pañuelo pueda pasar por lo que no es, advertida de antemano, introdúzcale la matrona correspondiente un dedo en la vagina, envuelto en el tradicional pañuelo blanco, pero, sin que lo advierta nadie más, hiera con la uña el conducto vaginal de la falsa virgen. De ese modo, al extraer el dedo de tan íntimo lugar, aparecerá manchado de sangre. Es un remedio gitano que todavía se sigue poniendo en práctica.

ಐ೧ಜಾ

Si una mujer que ya ha mantenido trato sexual con hombres, quiere hacer creer a su marido que sigue siendo virgen, la noche de bodas, cuando él intente poseerla, contraiga los músculos vaginales todo cuanto pueda y la penetración resultará tan dificultosa como si le cerrase el paso al pene un himen recalcitrante. Oportunamente, cuando al fin sienta que el miembro viril ha entrado en la vagina, lance un grito de dolor tan agudo que el pobre esposo se sienta como un verdugo. Para controlar sus músculos vaginales, ejercítese la interesada desde tiempo antes, contrayendo y cerrando dichos músculos, y valiéndose de un dedo, un lapicero o cualquier otro objeto cada vez más pesado, que acabe por sostenerse en su vagina sin caerse, mientras ella permanece de pie y con las piernas abiertas, naturalmente sin bragas o prenda similar.

ಐ೧ಜಾ

Si resulta difícil reconstruir el himen, o la vagina no se reduce todo lo deseado, siempre queda ensayar otras estratagemas, como derramar falsa sangre himenal. Lo mejor para ello es introducirse en el conducto secreto sangre de un pichón, que no se coagula, y retenerla con una esponjita. Algunas incluso han llegado a aplicarse sanguijuelas, muy discretamente, para sangrar por tan delicado lugar de sus anatomías.

ॐ

Con idéntico propósito, amásense unas bolitas de manteca de vaca mezcladas con sangre. Introdúzcanse en la vagina antes del coito, por descontado con toda suerte de discreciones, y el hombre, al observar tras la penetración su pene tinto en lo que a primera vista puede pasar por sangre, quedará convencido de que es el primero que copula con dicha mujer.

ॐ

Otra posibilidad parecida consiste en que la falsa virgen se introduzca en la vagina una vejiguita de pescado, rellena con sangre –a ser posible de cordero– mezclada con agua, para que no se coagule, y esperar a que con las penetraciones se reviente durante el coito, expulsando su bermejo contenido, Este procedimiento tiene la ventaja de que los restos de vejiguita pueden perfectamente pasar por los restos del himen a los ojos del hombre al que se pretende dar gato por liebre.

ॐ

Aunque menos eficaz, porque puede dar pie a sospechas en el hombre, se puede esperar a llevar a cabo la supuesta desfloración el último día de la regla, de manera que el incauto tome por sangre himenal la sangre menstrual.

ॐ

También existe una posición que durante el coito, en este sentido, ha dado buenos resultados a muchas mujeres. Túmbese la no virgen en la cama y colóquese un almohadón bajo las nalgas. Abra los muslos cuanto le sea posible, tome el instrumento venéreo de su marido e introdúzcase ella misma el glande en la vagina. Antes de que el miembro la penetre por completo, junte las piernas y estírelas verticalmente cuanto le sea posible, manteniéndose rígida. A partir de ese momento al hombre le resultará bastante dificultosa la penetración y, si es bastante crédulo, o está exageradamente excitado y quiere terminar pronto lo que acaba de empezar, podrá tomar por virgen a su esposa, tan estrecha le resultará la vagina de la misma.

၈၁၆၄

Variante de la postura anterior es que la mujer, mientras estira verticalmente una pierna con todas sus fuerzas, mantenga la otra sobre la cama lo más rígida que le sea posible. También ha dado buenos resultados esta estratagema.

၈၁၆၄

En general, si no se quiere tener la vagina dilatada, evítese comer menestra de cebollas, pues es plato que dilata mucho en el caso de las mujeres.

၈၁၆၄

Si, ya por último, una mujer quiere pasar por virgen, y no ha podido poner en práctica ninguno de los remedios citados, por falta de tiempo, por ignorancia, o porque le ha sido materialmente imposible, siempre cabe fingir ante su marido una lucha a muerte por defender su virginidad con uñas y dientes, convenientemente acompañada de desgarradores gritos o alaridos en el momento de la penetración. No han sido pocas las mujeres que con tan sencillo método han salido airosas del duro trance de no dejar su honra en entredicho.

၈၁၆၄

Además, en algunas zonas peninsulares se creyó que si una muchacha desflorada permanecía durante años sin tener contacto carnal con un hombre, volvía a crecerle el himen. Esto se pensó sobre todo de viudas jóvenes que no volvían a casarse.

ဆာဏ

Pese a todas estas precauciones, como afirmaba un "eminente" especialista médico a principios de siglo, la mujer que llega al matrimonio sin ser virgen se vuelve neurasténica.

Cómo saber si una mujer es virgen

"Este título no quiere decir nada: ni el título ni cuantas apreciaciones acerca de este punto se han hecho en todos los tiempos. Antes de seguir adelante, es necesario dejar bien sentado el siguiente principio: ni hay medio de comprobar que la virginidad existe, tanto en su aspecto moral como fisiológico, ni es posible aducir pruebas convincentes para demostrar lo contrarío". *La virginidad*, Dr. A. Martín de Lucenay (1932)

ဆာဏ

Antes de que la recién casada se encame con su esposo, mídasele el cuello con un lazo o cinta métrica. Vuélvasele a medir a la mañana siguiente y, si con la misma cinta es imposible rodear por completo el pescuezo femenino, no hay duda de que esa noche la interesada ha perdido efectivamente su himen. En caso contrario, o ha sido desflorada con anterioridad o sigue siendo virgen. Es método tan antiguo como ineficaz.

ဆာဏ

Déjese un recipiente con agua al sereno durante tres noches. Échese luego una liga, cinta o cordón perteneciente a la mujer objeto de la prueba y, si flota en la superficie, aquella es virgen; si por el contrario se hunde, no.

ဆာဏ

Échense unas gotas de limón sobre la sangre arrojada por la mujer tras su primer coito nupcial; si se vuelve de color verde, su propietaria era virgen antes de la penetración, si, en cambio, se torna negra, no lo era.

ဆာဏ

Si tras el coito nupcial la voz de la novia enronquece y se hace más grave, es que era virgen antes del mismo. No así si se mantiene atiplada. Es otro método tan arcaico como peregrino.

ဆၢ

Si la noche de bodas un marido quiere saber si su mujer es verdaderamente virgen, durante el acto sexual huélale los sobacos a aquella. Si desprenden olor a cabrío no cabe duda de que está siendo desflorada, pero si huelen normal, entonces es que ya ha venido desflorada al tálamo nupcial.

ဆၢ

Obsérvese el vello púbico de la que se quiere saber si es virgen o no. Si lo tiene largo y liso lo es, pero si se muestra ensortijado significa que ha copulado más de una y más de dos veces.

ဆၢ

También puede saberse si una mujer es virgen haciéndole orinar. Lo es si es capaz de lanzar el chorro hacia arriba, o contra una pared, pero no si mea normalmente.

ဆၢ

Désele a comer a la joven flores espolvoreadas con azafrán y si orina inmediatamente es que no es virgen.

ဆၢ

Si un recién casado quiere saber si su mujer es virgen, al quedarse a solas con ella, la noche de bodas, mírele discretamente a los ojos. Si ella se sonroja y mira hacia abajo evitando la mirada masculina, es virgen. Si, por el contrario, le devuelve la mirada y sus ojos se muestran alegres y brillantes, es que ya ha conocido varón anteriormente.

ဆၢ

Míresele el clítoris. Si está recubierto con su capuchón, su propietaria es virgen; mas, si por el contrario, su glande es saliente y la capucha no lo cubre por entero, entonces es que esa mujer en cuestión ya ha practicado el acto sexual.

Si la noche de bodas, tras el coito nupcial a la mujer le aparecen unas gotas de leche en los pezones, es que era virgen y ha sido desflorada verdaderamente por su esposo. Claro está, que lo mismo puede suceder tras el primer coito, sea o no nupcial, o sea o no con su legítimo esposo, pues la naturaleza no hace distinciones en esto.

Creen en Euskal Herria que si es visible una venita en un ojo femenino, al tiempo que lo es otra en la nariz, ello significa que su propietaria es virgen.

Si apretando en la punta de la nariz de una mujer, se forma una raya separatoria u hoyuelo, esa mujer es virgen; si se mantiene lisa y redondeada, es que ya ha conocido carnalmente a un hombre.

Según costumbre leonesa, la noche de San Juan las jóvenes de algunas localidades van al río a someterse a la "prueba de la virginidad". Consiste esta en colocar un tronco resbaladizo de orilla a orilla y pasar sobre él con los pies descalzos. La que consigue cruzar el río sin caerse es virgen; la que se resbala y cae al agua no lo es.

Otro método, muy exótico por cierto, para saber si una jovencita es virgen, es como sigue: desnúdesela completamente y hágasele mantenerse de pie. Quien vaya a inspeccionarla, colóquese detrás de ella, pásele la mano izquierda entre las piernas y cójale la vulva, manteniéndola bien firme y cerrada. Con dos dedos de la otra mano ábrale el agujero del culo, separándole convenientemente las nalgas, y sóplele con fuerza. Si el viento pasa al otro orificio y lo siente el investigador en su mano, la mujer no es virgen: si, por el contrario, no lo siente, lo es.

Las vírgenes en la medicina popular

Para curar un orzuelo, mójese la lesión con orines de melliza virgen. Este remedio, aunque al parecer se tuvo por muy eficaz, no era fácil de poner en práctica debido a la sospecha que podía caer sobre la melliza en caso de que no surtiera efecto.

୫୬

Para acabar con el herpes, orine sobre la lesión de la persona afectada una muchacha virgen.

୫୬

Se ha creído que las escrófulas se curaban con tan solo hacer que las tocara una virgen en ayunas.

୫୬

La fiebres tercianas y la ictericia se curan bebiendo el paciente la orina procedente de una mujer virgen o de un niño.

La impotencia y la potencia masculinas

Quizá de todas las creencias en torno a la causa de la impotencia masculina, la más antigua y arraigada en el subconsciente del varón sea aquella que hace culpable de la misma a la inagotable sexualidad femenina, que permite que una mujer pueda copular indefinidamente, mientras que un hombre, tras uno o dos coitos, deba pararse a descansar y reponer fuerzas.

Contra la impotencia

Si quiere saberse si un hombre es realmente impotente, o su mal es pasajero y sin importancia, introdúzcasele el pene en agua caliente y friéguelo mano femenina. Si se alarga es potente, y también si se encoge en agua fría. Pero si no sucede ni una cosa ni otra, tendrá que buscar auxilio en alguno de los remedios que siguen.

§∂G3

También es buen método para que un hombre sepa si es impotente o no, el de ajustarse alrededor del pene, por la noche antes de acostarse, una cinta de papel. Si por la mañana la encuentra rota, no es impotente, pues sus erecciones nocturnas así lo demuestran, pero si la observa intacta, empiece a preocuparse por su potencia sexual, es decir, por la ausencia de la misma.

§∂G3

Si la impotencia está probada, aplíquese el hombre sobre el pene el polvillo resultante de desmenuzar cuernos de ciervo.

§∂G3

O quémese una cola de ciervo, pástense las cenizas con vino añejo y úntese con ello el miembro viril.

§∂G3

Ingiera, quien no quiera padecer impotencia, lagartos ahogados en la orina de un hombre.

§∂G3

Úntese el pene con polvo de dientes de caballo, molidos.

Mézclese hiel de buey con miel espumada y úntese en el pene.

Tómese anacrón y castor machado, mézclese con miel y úntese el interesado la raíz del pene y las plantas de los pies.

Úntese el pene con ungüento de balsamina y fróteselo enérgicamente, quien lo tenga fláccido por causa de enfermedad.

Úntese el miembro viril con castor y saxifraga, molido y mezclado en aceite de comino. Es ideal para la flaccidez motivada por humedad de los nervios.

Tómese sebo de buey y ahuméeselo; mézclese con saxifraga y albarraz molido *(Delphinium stphisagria)*. Extiéndase el ungüento resultante a lo largo del pene.

También refuerza el vigor del pene untarlo con grasa de león y mejor aún si se mezcla con semillas de ortiga.

Cójanse unos copos de algodón e imprégnense con aceite de canela. Con ello, úntese el impotente por debajo de los riñones, las plantas de los pies, los testículos y el pene. Además de fortalecer el miembro, despertará el apetito venéreo.

Más de lo mismo: macháquese anacrón y mézclese con miel espumada. Úntese con ello el pene lánguido.

Mézclese aceite de nardos, euforbio amarillo, aceite de lirio y aceite de bálsamo, y extiéndase en el pene. Es un remedio ideal para cuando el miembro viril está muy debilitado a causa del frio.

∽◯≪

Mézclese lo siguiente: una onza y media de euforbio fresco, media de saxifraga, un cuarto de onza de almizcle y una onza de aceite muy fino. Guárdese en un recipiente y, en caso de gatillazo, úntese en el pene, el pubis y las zonas aledañas.

∽◯≪

Muy castiza, y al parecer bastante generalizada, fue la creencia de que un método milagroso, tanto para combatir la impotencia como para abrir el apetito sexual del hombre, era ingerir turmas de toro, es decir, testículos del susodicho animal, en abundancia, preparados convenientemente en potajes con legumbres. Aunque, como dicen las malas lenguas que nunca faltan, este método le costó la vida al rey Fernando el Católico.

∽◯≪

Remedio más sencillo es el de ingerir cada día yemas de huevo, y, mejor todavía, si durante tres días seguidos el interesado mezcla tales yemas con cebolla.

∽◯≪

Sumerja el impotente los pies en agua caliente con mucha sal. Vale también coger agua de la mar y ponerla a calentar antes de meter en ella los pies.

∽◯≪

Hiérvanse espárragos, fríanse en grasa, viértanse encima yemas de huevo condimentadas con especias y cómase el producto resultante durante varios días consecutivos.

∽◯≪

Mézclense cebollas con sustancias aromáticas y yemas de huevos batidas, fríase todo y aliméntese el interesado con esta receta durante al menos un mes.

∽◯≪

Tómese el jugo de varias cebollas y mézclese con miel. Póngase la mezcla al fuego y caliéntese hasta que desaparezca el jugo de las cebollas y quede solo la miel.

Macérese después una buena cantidad de guisantes en el líquido resultante, durante un día y una noche. Bébase el producto final cada noche antes de acostarse, pero solo en invierno, pues en verano pierde su efecto.

৪১৫৪

Un remedio canario manda que se le quite el testículo izquierdo a un macho cabrío negro, de cuarenta años, y un mechón de pelos del lomo a un perro blanco. Córtense los pelos y quémense siete días después de cortarlos. Métanse ambos productos en un recipiente y déjese al sereno durante veintiún días. Luego cuézase todo hasta que quede como una papilla, fíltrese el líquido resultante y frótese con él el cuerpo del impotente.

৪১৫৪

Lleve encima el interesado una piedra de granate, mejor cuanto más ocre sea su tono, y nunca tendrá problemas de erección.

৪১৫৪

Tampoco le fallará la fuerza viril a quien lleve siempre encima, a modo de amuleto, unos cuantos pelos del pubis de una virgen.

৪১৫৪

Cómanse dulces estimulantes que contengan miel, jengibre, jarabe de vinagre, ajo, canela china y otras especias. Es una vieja receta de origen árabe.

৪১৫৪

De la misma procedencia es la que recomienda ingerir canela de la Meca, caucho hindú, pimienta persa y semillas de laurel, todo ello mezclado con agua. Bébase por la mañana y por la noche, y añádasele algo de miel para obtener mejores resultados.

৪১৫৪

Para estimular la erección, cácense cuarenta pájaros en época de celo, extráigaseles el cerebro a cada uno y déjense secar. Tritúrense después y mézclese con esencia de jazmín. Úntese en el pene el producto resultante.

℘℘℘

Depílese el impotente la parte inferior del escroto y el perineo, y su problema desaparecerá.

℘℘℘

Método muy aconsejado hoy día, incluso por los médicos, es el de calentar el pene con un paño muy caliente, hasta conseguir la erección mínima necesaria para proceder a la penetración.

℘℘℘

Tampoco es mal sistema introducir, empujándolo con los dedos de él o de ella, el pene fláccido en la vagina, pues el calor natural del femenil conducto por regla general suele enderezarlo.

℘℘℘

Lejano nos parece aquel tiempo en que la impotencia, según el pensamiento popular, como mejor se curaba era ingiriendo polvo de cuerno de unicornio –en realidad lo que se ofrecía a la clientela era cuerno molido de rinoceronte–, y sin embargo no son pocos los pueblos que creen todavía en tal remedio, y numerosos los rinocerontes que siguen pagando con su vida la pervivencia de tal creencia.

℘℘℘

Introdúzcase un falo artificial, muy grueso a poder ser, por el ano del impotente. Así, o se cura, o le coge gusto. En este sentido, no son pocas las mujeres experimentadas las que a lo largo de los tiempos han presumido de enderezar los miembros masculinos más dormidos, sirviéndose convenientemente del uso habilidoso de algunos de sus dedos.

℘℘℘

Otro remedio de reconocida eficacia consiste en azotar las nalgas del impotente con una vara verde, a ser posible de fresno o de avellano, o con las palmas de las manos, si no se dispone de nada mejor.

℘℘℘

O, frótense las nalgas de quien no logre que su pene se enderece, con un puñado de ortigas. Quien le aplique este remedio, hágalo convenientemente provisto de guantes o aguantando la respiración.

≈✻≈

Sin embargo, el remedio que todavía hoy más se sigue escuchando, si es que con tu pareja no funcionas, es que cambies de pareja.

≈✻≈

Bromas aparte, lo más sensato sigue siendo, al menos ante casos de impotencia pasajera, que la pareja se relaje, hable del problema, y luego se acaricien y besen eludiendo las zonas erógenas y sobre todo los genitales. Si se consigue, siquiera sea una semierección, lo cual es muy probable, practíquele la mujer a su compañero una felación muy suave, sin brusquedades ni prisas, y a partir de ahí todo será coser y cantar.

Para mantener o aumentar la erección

Para que la erección dure más, en algunas zonas de Castilla los hombres se untan el pene con la savia lechosa de la euforbiácea popularmente conocida como "lechi interna" o tártago *(Euphorbia lathyris).*

≈✻≈

La leche de camello, mezclada con miel, provoca una permanente erección, y más todavía si el interesado se cuida de comer guisantes con carne y cebollas abundantemente.

≈✻≈

Si lo perseguido es conseguir una erección desmesurada, fuera de lo normal, úntese el pene con ajo.

≈✻≈

Si lo que se pretende es retrasar la eyaculación, tome el interesado o su pareja el pene con las dos manos, y haga presión con los pulgares a la altura del frenillo, y con los índices junto al reborde anterior del glande. Esto hace que disminuya momentáneamente la erección y retrase el orgasmo. También es un buen sistema para los eyaculadores precoces.

∞○∞

Para darle mayor fuerza y consistencia al pene, y al mismo tiempo aumentar la cantidad de semen, tómense dos litros de leche fresca de vaca, añádasele una onza y media de canela bien molida, y déjese reposar. Bébalo en ayunas el interesado durante el día en lugar de agua, hasta que se acabe. Además, coma cordero tierno acompañado de buen vino. Prolónguese este régimen durante siete días, sin mantener relación alguna con mujeres, y además, aumentará en quien lo observe unas ansias inmensas por copular.

Si se padece eyaculación precoz

Retrase el hombre la penetración y entreténgase acariciando el clítoris de su pareja con la punta del pene. Esto, además de retardar su eyaculación, es muy placentero y excitante para la mujer.

∞○∞

Mézclense 120 gramos de leche de oveja y 8 de pelo de liebre quemado y pulverizado. Bébanse dos veces al día, dos horas antes de las comidas

∞○∞

Mastúrbese el hombre o ayúdele a eyacular la mujer, ayudándole con las manos o la boca, antes de comenzar el coito.

∞○∞

Aprenda a masturbarse el hombre con guantes de lana o de cualquier otro material áspero, o con un condón en el pene, o con todo al mismo tiempo.

∞○∞

Cuando durante el coito la mujer sienta que el hombre está a punto de eyacular, sáquele el pene de su vagina y apriétele con fuerza la punta del glande hasta que disminuya la erección, cosa que no tardará en producirse, y reinicien después la penetración. Repítase la operación cuantas veces sea necesario.

Para alargar el pene

Estírele la comadrona frecuentemente del pene al recién nacido, aunque sin hacerle daño, para que le crezca hermoso cuando sea un hombre, y no le falte potencia sexual. (Es un remedio que recomendamos encarecidamente no se ponga en práctica bajo ningún concepto).

୫୦୯୫

Con la misma finalidad, otros han sido del parecer de que bastaba estirarle al bebé de la nariz. (Es tan peligroso como el anterior).

୫୦୯୫

Para lo mismo, es decir, para que en el futuro el bebé tenga un buen miembro genital –considerado por muchos como sinónimo de gran potencia sexual y mejor fertilidad–, al nacer practíquele la comadrona un corte largo en el cordón umbilical.

୫୦୯୫

Otra manera de alargar un pene consiste en exponerlo frecuentemente a la intemperie y copular con algunos animales, como cabras, ovejas, cerdas y yeguas.

୫୦୯୫

Lo mismo se dice de quienes no usan calzas, braguetas o pantalones apretados.

୫୦୯୫

Es creencia, más generalizada de lo que se supone, que masturbarse con frecuencia hace que el pene se alargue No obstante, también suele decirse que un pene largo y estrecho entra de prisa y no complace a la mujer, mientras que uno corto y grueso funciona bien y hace muchos bebés.

୫୦୯୫

Además, también suele decirse que el hombre de pene gordo tiene los testículos pequeños y también el escroto que los contiene. "Bolsas de palomino" le llaman en algunos sitios.

ഇരു

Si se quiere una erección fuera de lo común, búsquense lombrices de tierra, déjense secar, macháquense y mézclense con aceite de azufaifo. Úntese con ello el pene por la noche y frótese después. Lávese el miembro viril a la mañana siguiente con agua tibia. El mismo remedio sirve si en vez de lombrices se usan sanguijuelas.

ഇരു

O, más sencillo todavía: frótese el pene muchas veces al día, con leche caliente de oveja o con agua caliente y aceite.

ഇരു

Un pene largo que no se endurece lo suficiente produce menos satisfacción que uno corto, pero duro como el acero. Sin embargo, un miembro corto y duro, rudo y desconsiderado en su acción dentro de la vagina, es menos satisfactorio que un pene normal y corriente usado sabiamente y con atención.

Para mantener en forma el pene

Ante todo, para evitarle sufrir de fimosis o padecer problemas de frenillo a un varón, cuando todavía sea niño, ya su madre, ya su padre, retírele frecuentemente al pequeño la piel del prepucio, no ablandándose por las muestras de dolor que la criatura pueda manifestar, siempre y cuando se consiga que el glande quede completamente descubierto.

ഇരു

Si se quiere que la dureza del pene durante la erección sea como la de una piedra y esté siempre a punto, mézclese una libra de jugo de zanahorias, tres onzas de aceite de mostaza y aceite de hormigas, y hágase un ungüento. Déjese ocho días al sol y luego úntese en el miembro viril, tres horas antes de copular con una mujer. Terminado el acto, lávese el pene con agua caliente y se observará que este continúa permaneciendo tieso.

🙠🙡

Para lo mismo, cójase una parte de sangre de macho cabrío, déjese secar y redúzcase a polvo. Mézclese después con dos partes de harina de cebada refinada y mézclese todo con un buen vino. Caliéntese y cuézase antes de que se haya enfriado. Bébase de ello tres noches consecutivas y, además de conseguirse erecciones insólitas, el placer sexual durante el coito se verá incrementado hasta el delirio. Si, además, se añaden granos de mejorana, mejor que mejor.

Para no desfallecer tras el coito

Si tras el coito al hombre le viene un gran ardor, adminístresele media dracma de gálbano *(Ferula gummosa)*, con media onza de jugo de mejorana, durante varios días seguidos. Si no mejora con esto, désele coloquíntida o tuera *(Citrullus colocynthis)*, centaurea menor *(Centaurium erythraea)* o semillas de ortiga.

🙠🙡

A quien tras el coito se le enflaquezca el cerebro, úntesele el cuerpo con almizcle, ámbar y perfumes como el aceite de balsamina o aceite de nardos.

🙠🙡

A quien tras el coito le duela la cabeza o pierda la vista, absténgase de beber vinos fuertes, mójese la cabeza con agua de rosas mezclada con vinagre; ingiera cosas agrias en las comidas, como agraz, limones o vinagre; huela cánfora *(Cinnamomum camphora)* y úntese la cabeza con agua de rosas.

🙠🙡

A quien tras varios coitos seguidos se le debilite la vista, coma viandas húmedas, úntese con aceite de rosas y de violetas, lávese la cara con agua tibia y clara, manteniendo los ojos abiertos, y absténgase de bañarse.

≈

Los que necesiten mantenerse en forma durante toda una noche y, pillados de improviso, no hayan podido cuidar su dieta con anterioridad, lo más recomendable es que frían el mayor número posible de huevos, en grasa mezclada con mantequilla, y unten la mezcla en pan. Con este remedio árabe se podrá copular muchas veces a lo largo de la noche.

Cómo volver impotente a un hombre

Si una mujer desea dejar impotente a un hombre, desnúdese por completo, úntese todo el cuerpo con miel y revuélquese en un montón de trigo. Recoja luego los granos adheridos a su piel, forme con ellos una torta y haga que el desdichado se la coma.

≈

Aplástese una lagartija viva con la mano y pásela después por la nuca de quien se quiere perjudicar. Si lo hace un hombre a una mujer, esta pierde el deseo sexual al momento, si es al contrario, el hombre se volverá impotente por completo.

≈

Cójase una luciérnaga en verano, aplástese con las manos y úntese con las mismas la nuca de quien se quiere dejar impotente, cosa que no tardará en suceder.

≈

Mátese un lobo y extírpesele el pene, colóquese sobre la puerta de la casa de quien se quiere perjudicar, sin que él lo sepa, y llámesele por su nombre; en el momento que aquel responda, átese el vergajo con hilo blanco y el hombre en cuestión quedará completamente impotente.

≈

Ingerir bromuro de potasio, disimulado entre la comida o la bebida, puede volver impotente al hombre y, desde luego, le disminuye drásticamente el deseo sexual. Su uso sigue siendo habitual en muchos colegios, conventos y cuarteles, aunque si se les pregunta, los responsables de los mismos lo siguen negando rotundamente. También hace que pierda el deseo sexual la mujer que lo ingiere.

El semen

Antaño se creía que una cantidad insuficiente de semen podía engendrar niños sin terminar de formarse, es decir, que podían nacer faltándoles algún miembro importante de su anatomía. Así, unos se esforzaban por "terminar el niño", a base de copular una y otra con la embarazada. Pero otros se preocupaban porque su semen fuera de calidad y el necesario para que de una primera atacada el bebé naciera normal. Claro, que otros han sido de la opinión de que la embarazada no debía tener relaciones sexuales para evitarle malformaciones y otros problemas al bebé. Sin embargo, según el pensar de algunos, solo debe consentir el marido en caso de que la preñada manifieste una necesidad exagerada de la cópula, vaya, que sea un antojo, pues de no satisfacerlo, el niño o niña correrá el riesgo de nacer con unos genitales masculinos dibujados en su cuerpo y, muy probablemente, nada menos que en su rostro.

ദുരു

Los hombres jóvenes tienen mucho esperma, por lo que, para que no se les suba a la cabeza, cosa que les haría perder el apetito, la razón, y hasta producir la muerte, les conviene practicar el coito con frecuencia.

ദുരു

Cuando el esperma es muy abundante y no se expulsa, se espesa y calienta en el cuerpo, produciendo ardor de corazón, estrechez de pecho, tristeza y vacío mental.

ദുരു

Si se tiene poco esperma y se quiere aumentar su cantidad, coma el interesado alimentos que contengan humedad, calor y ventosidad, como garbanzos, nabos, zanahorias y habas, todo ello condimentado con jengibre, pimienta larga, satirión, semilla de zanahoria y orégano.

~ ∞ ~

En general, hace aumentar el esperma todo lo que provoque ventosidades en el hombre.

~ ∞ ~

Para aumentar el semen, aplíquese el interesado la siguiente lavativa, durante nueve noches y tres días al mes: tómese una cabeza de cordero gordo, los testículos, un riñón, una ración de garbanzos y otro tanto de trigo, un puñado de oruga y otro tanto de semillas de nabo y de espárragos. Póngase todo en una olla bien tapada y llena de agua, métase en el horno y déjese hervir toda la noche. Cójase después una onza del producto resultante, y otra onza y media de aceite de nueces. Tras ponerse la lavativa, échese a dormir el paciente. El remedio se verá reforzado si come carne de cordero y pan de trigo, y bebe buen vino.

~ ∞ ~

Para aumentar el semen, pero también para despertar el apetito sexual, aplíquese el interesado la lavativa siguiente: a una libra de aceite de nueces añádasele una libra de abrojos, tres libras de leche fresca, una onza de jengibre y otra de alfeñique. Déjese cocer hasta que hierva, cuélese y cójanse dos onzas, que habrán de mezclarse con media onza de aceite común y otra de bayas de laurel. Aplíquese la lavativa durante diez noches consecutivas, absteniéndose de practicar el coito para hacer más efectivo el resultado.

~ ∞ ~

Si lo que se quiere es que el esperma disminuya y espese, ingiera el interesado, a modo de medicina, alguna de estas cosas: semillas de ortigas, anises, jengibre, satiriones, azafrán, balsamina, mastuerzo *(Tropaeolum majus)*, zamarrilla, almizcleña, pimienta larga, grasa de león, testículos de asno salvaje, pene de novillo, leche de vaca en la que se haya introducido un hierro caliente, pimienta, semilla de algodón, castor, semilla de alholva o alcaravea. Para reforzar el tratamiento, deberá comer alimentos al estilo de: cebollas, orugas, garbanzos cocidos, puerros, hortalizas en general, avellanas, nueces, alfóncigos, piñones, leche fresca mezclada con fenogreco, pan de trigo, carne de cordero, palominos, ánades, calabazas, huevos de gorrión o de mirlo solitario, perdices, cidra, overas de gallina, hígados de gallina gorda, uvas, pepinos, badeas e higos.

ΩΟΩ

Por lo demás, y siempre que el hombre no padezca enfermedades infecciosas, su semen puede ser ingerido sin problemas por otra persona. Huele a castañas frescas –aunque otros y otras son de la opinión de que más bien huele a lejía– y además, ingerido es un buen remedio contra las úlceras de estómago y contra ciertos tipos de cáncer, y, untado, retrasa el envejecimiento de la piel y la calvicie. Todo ello a pesar de que hay personas que aún creen que a la mujer que se traga el esperma recién eyaculado por un hombre en su boca, además de pudrírsele los dientes corre el riesgo de que le salga un tupido bigote.

El deseo erótico

En esto de los afrodisíacos hay dos corrientes de opinión enfrentadas: la que sostiene que son una superchería, hija de la superstición y la ignorancia, y la que defiende, desde una base científica, que son realmente eficaces. Nosotros no diremos ni que sí ni que no, pero sí advertiremos de que la mayoría de los productos considerados hoy día como estimuladores del apetito sexual, tienen numerosas contraindicaciones además de poder producir, en numerosas ocasiones, impotencia sexual e incluso la muerte. Precisamente, desde la más remota antigüedad se cuentan entre las drogas más peligrosas, y a la par entre los afrodisíacos más potentes, las míticas belladona, mandrágora y beleño —que también han servido para hacer fecunda a la mujer estéril—, tenidas como plantas de las brujas.

Para despertar el apetito sexual

Para despertar el deseo sexual, antaño se echó mano de los brotes de orégano.

୫୬

Bébase un vaso de vino, o de cualquier otro licor, al que se haya añadido el polvillo resultante de limar las uñas, antes del acto sexual o coito.

୫୬

Contra la impotencia y como afrodisíaco en general, se usó en todo Occidente de la cantaridina, cantárida o mosca española *(Lytta vesicularia)*. Machacadas sus alas convenientemente, después de desecadas, se ingería el polvillo resultante. Más de uno y más de dos se fueron a criar malvas antes de tiempo por el abuso de este producto, aunque eso sí, con la picha tiesa, ya que se trata de un potente vaso constrictor.

୫୬

Para hacer irresistibles las ganas de copular, mézclense semillas de espárragos, de satiriones y de jengibre, cinco onzas de cada cosa; tres de semillas de albahaca; dos de semillas de nabos, de rábanos, de oruga, de ortigas; tres onzas de castor y dos de dragante. Una vez convertido en pasta, tómense en ayunas cinco onzas del producto resultante.

୫୬

Para lo mismo, hiérvanse jugo de cebolla y peonía, y luego bébase una onza.

୫୬

Si una mujer quiere sacar la máxima satisfacción de un hombre decaído, úntele el dedo gordo del pie izquierdo con una pomada hecha con ceniza de estelión, aceite de corazoncillo y algalia.

❧

Un potente estimulante del deseo sexual, sobre todo para los hombres, es beber leche de mujer, a ser posible mamándola directamente del pezón, para que no pierda ninguna de sus propiedades.

❧

En general, para mantener el deseo sexual en su justo punto, se recomienda comer ostras con frecuencia, acompañadas con buen cava catalán o champán. Es este, además, un excelente remedio contra la resaca.

Algunos viejos afrodisíacos de probada eficacia

Pónganse a remojo garbanzos blancos y grandes. Cójase oruga y déjense secar los garbanzos. Muélase todo con otro tanto de alfeñique y dragante. Tómese de ello la cantidad aproximada del tamaño de una nuez, antes de las comidas, y luego bébase un trago largo de buen vino.

❧

Cójanse satiriones, canela, jengibre, castor y semillas de oruga, en la cantidad de una onza de cada cosa. Muélase todo, pástese con miel y guárdese.

❧

Macháquense abrojos secos y mézclense con jugo de abrojos verdes y collejas pulverizadas. Guárdese un vaso del producto resultante, con una cuarta parte de saxífraga, la misma cantidad de jengibre y un peso y medio de azúcar blanco. Tómense cuatro onzas con agua tibia y se despertará de manera irresistible el deseo de practicar el acto sexual.

❧

Mézclense almendras, avellanas, piñones, sésamo, jengibres, pimienta y peonía, y májese en un mortero hasta que resulte una fina pasta. Líguese luego con vino dulce y tómese el jarabe resultante una hora antes de practicar el coito.

☙❧

Cómanse anchoas en salazón abundantemente y se verá incrementada la potencia y el deseo sexual de quien tal haga.

☙❧

Lo mismo sucederá si se toma nuez moscada en polvo cada vez que apetezca.

☙❧

Quien se sienta débil para realizar el acto sexual, tome tres días seguidos, al irse a acostar, un vaso de miel espesa, y coma veinte almendras y cien piñones.

☙❧

Para que una mujer desfallezca de placer debajo del varón, tome este emplasto de testículos de raposo, meollos de pájaro y flores de palma.

☙❧

Según una antigua receta, la malva sumergida en leche de cabra es un potente afrodisíaco, especialmente efectivo en las mujeres.

☙❧

Prepárese una infusión con tres hojas de nogal muy frescas, tres hojas de sauce y tres de encina, endúlcese a gusto del consumidor y bébase entre comidas.

Para los que quieran copular mucho

Quien quiera joder mucho, esforzando el miembro viril, que lo haga poco a poco. De este modo, el cuerpo lo soportará y se esforzará más.

☙❧

También va muy bien para esto comer pescado caliente y con cebolla. Pero evítese comerlo frio.

☙❧

Para lo mismo, cómanse espárragos cocidos, asados con mantequilla y mezclados con yemas de huevo.

❧❦

Veamos otra receta para el mismo asunto: cómanse dos trozos de carne de cordero tierno y un trozo de cebolla y añádasele gordobolo y especias, sobre todo canela.

❧❦

Va muy bien, igualmente, remojar un puñado de granos de trigo, machacarlos y cocerlos en leche de vaca. Añádasele grasa de pato, mézclese e ingiérase.

❧❦

Otra dieta estupenda consiste en comer huevos de pescado, mezclados con yemas de huevo de gallina.

❧❦

E igualmente, comerse una gallina gorda cocida en leche.

❧❦

O un cordero cocido con nabos y zanahorias.

❧❦

Si lo que se pretende es contentar a una mujer hasta veinte o más veces en una noche, coma el hombre testículos de cabrito, bien cocidos y desmenuzados como para albóndigas de carne, a los que se le habrán añadido yemas de huevo y mejorana, antes de cocinarlos con manzanas rellenas.

Para que a una mujer le venga el deseo sexual

Si la mujer es frígida, o tarda en alcanzar el orgasmo, cójala el hombre, extiéndala y póngale la rodilla a la altura de la ingle. Con una mano tórnele las dos manos a ella, y con la que le quede libre, apriétele la vulva, retuérzale los labios de la misma y pellízquele alrededor de la raja hasta que grite, se rebele o se queje. Es el mejor método para encenderle el deseo.

❧❦

Otro remedio manda al hombre poner la mano derecha debajo de la mujer, levantarle la pierna derecha y ponérsela en el comienzo de la suya, para, de esta guisa, pellizcarle y retorcerle en los bordes de la vulva.

ഇരുൽ

En general, a las mujeres a las que el deseo y el orgasmo les tardan en llegar, hágales el hombre cinco cosas: besarlas, sobarlas, pellizcarlas, estrecharlas y herirlas con las manos. Bésela en la boca, en las mejillas, en los pechos, en las piernas y en el vientre. Sóbela en la punta de la nariz, las mejillas, los pechos, las piernas y el vientre. Pellízquela en las mejillas, en las orejas, en los labios y debajo del cuello. Frótele en las palmas de las manos, entre las piernas y en los pechos. Hiérale con las manos en las piernas, en los pechos, en el ombligo, debajo de este y en los brazos.

ഇരുൽ

Para estimular el apetito sexual en la mujer y prepararle la vulva, júntense a partes iguales estos quince elementos: espliego, costo, calabacín, jengibre, jancia, flor de nuez moscada, flor de granado, canela, almizcle, ámbar, incienso, sandáraca, uñas aromáticas, nuez moscada y aforo falso. Hágase una pomada con todo ello y aplíquese en las partes secretas de la mujer.

ഇരുൽ

Para que, tanto la mujer como el hombre mantengan siempre su apetito sexual, coman ambos trufas en abundancia.

ഇരുൽ

Si lo que se quiere es excitar sexualmente a una mujer para copular con ella, despiértela el varón a media noche y háblele dulcemente. Luego bésela, abrácela, tóquele los pechos, las partes privadas y el perineo. Cuando la mujer comience a hablar tartamudeando, júntense poco a poco y penétrela el hombre, pegándose tanto a su pubis de manera que ni el aire pueda pasar por entre ambos. Producida la eyaculación, permanezca el varón sobre la hembra sin moverse, guardando silencio y sin toser, y luego duérmanse ambos.

ഇ൹ര

Para que una mujer fría codicie varón, dénsele a comer testículos de ganso y vientre de liebre.

ഇ൹ര

También excita sexualmente a la mujer el comer aguacates, pues se dice que su pulpa le recuerda al semen humano.

ഇ൹ര

Hágasele comer judías blancas a la hembra y sentirá una fuerte excitación en su entrepierna.

ഇ൹ര

También estará siempre deseosa de copular, si ingiere azafrán en abundancia.

ഇ൹ര

Si una mujer frígida quiere sorprender a su pareja en la cama, consiga dos puñados de hormigas voladoras, durante cuarenta días déjelas en infusión en aceite y, pasado ese tiempo, imprégnese cada noche la vagina con el preparado resultante.

ഇ൹ര

Igualmente, una mujer puede dejar de ser frígida con tan solo untarse en el clítoris, antes del coito, el polvo obtenido de machacar cuatro semillas de cardamomo.

ഇ൹ര

Igualmente, para excitar el clítoris hágase lo siguiente: mézclense 30 gramos de vaselina, 5 de harina de mostaza, 2 de pimienta de Cayena y 3 de ácido bórico. Mójese la punta del dedo medio en el producto resultante y apliquese en el clítoris y en los labios. Es ideal para una masturbación prolongada y exquisita.

ഇ൹ര

Remedio más violento, aunque muy efectivo al parecer, para calentar sexualmente a una frígida contumaz, ha venido siendo el de azotarla fuertemente en las nalgas, con o sin su consentimiento.

Cómo hacer que una persona pierda el deseo sexual

En el caso de ninfomanía, beba la paciente tres vasitos de infusión de flores de nenúfar blanco, después de haber hervido 30 gramos de las mismas en un litro de agua, y los furores uterinos le desaparecerán. Pero hágalo lejos de las comidas.

Ya sea hombre o mujer, ingiera en abundancia lechuga –llamada planta de los eunucos– y se olvidará por completo de copular.

También son anafrodisíacas la col –comida de convento, como es sabido–, el eneldo, el cactus, la nicotina y el alcohol en exceso –aunque no así en pequeñas cantidades–.

Elabórese una tisana con 5 gramos de flores de nenúfar desecadas y bébase cuando el deseo sexual sea irresistible.

Si el deseo sexual es apremiante y no se dispone de compañía con quien desahogarlo, coma el interesado o interesada una o dos rajas de sandía.

O lleve encima colgada, del pecho, una bolsita fabricada con piel de lobo y dentro el corazón de una tórtola, y nunca le acometerán ardores concupiscentes.

Si es a una mujer a quien se quiere hacer que le repugne el coito, hágasele beber la orina de un macho cabrío.

Si lo que se quiere es perjudicar a una pareja de recién casados, en el preciso momento en que reciben la bendición del cura, durante la ceremonia de boda, átese un nudo en una cuerda. Dicha pareja se avendrá tan mal en la cama que difícilmente podrá practicar el coito y, en consecuencia, mucho menos tener hijos. (Por probar este sistema, más de uno acabó en la hoguera acusado de brujería).

Para conseguir el amor de alguien

Tras un baño y haber sudado copiosamente en una sauna o similar, espolvoréese el hombre o la mujer todo el cuerpo con harina blanca, despéguese la mezcla una vez endurecida y recójala en una escudilla; añádale pelos del pubis y de otras partes del cuerpo; désela a comer a la persona que se quiere seducir y aquella caerá rendida de amor y deseo a los pies de quien tal haya puesto en práctica.

୨୦୦୧

Quien quiera provocar pasión en otra persona, al amanecer de un viernes arránquese un pelo del sobaco y otro del pubis. Perfúmese el interesado o interesada y luego queme ambos cabellos en un recipiente de barro. Métanse las cenizas en una botella de licor dulce y déjese reposar durante una semana. Pasado ese tiempo, ofrézcase un vasito del mismo a quien se desee enamorar, y aquel, o aquella, no tardará en manifestar su amor por quien le ofreció el licor.

୨୦୦୧

Sin que la persona objeto de deseo lo advierta, quien la desee enrolle y anude un cabello de la propia cabeza en un botón de cualquier prenda de aquella. Mientras el cabello se mantenga alrededor del botón, el deseado o deseada se sentirá inexplicablemente atraído por quien lo desea.

୨୦୦୧

Arránquense seis pelos de la cabeza, quémense tres y guárdense sus cenizas. Trocéense los otros en porciones diminutas y mézclese con las cenizas de los anteriores.

Revuelto todo ello en un puñado de polvo de incienso, guárdese en una bolsita de tela verde, colóquese cerca de la almohada e intente dormir, quien desee a alguien, durante tres noches seguidas, pensando en la otra persona. Pasado ese tiempo, espárzase el contenido de la bolsita en algo que pertenezca a la persona amada, como el contenido de una maleta o bolsa de viaje, o cualquier otro objeto personal de la misma.

ഇ൙ര

Hágasele comer, a quien se desea enamorar, carne de tórtola, palomo o gorrión, especialmente cazados en época de celo.

ഇ൙ര

Llevar ágata en el bolsillo aumenta la potencia sexual y hace irresistible a los ojos de los demás a su propietario o propietaria.

ഇ൙ര

Si un hombre quiere que las mujeres le persigan, pase por debajo de un helecho, la noche de San Juan, un pañuelo de seda con nueve dobleces y recoja en él sus semillas. Es, además, un buen remedio para no ser nunca pobre.

ഇ൙ര

Si alguien quiere que determinada persona se enamore de uno o una, métale semillas de helecho en un bolsillo, sin que él o ella lo sepa, y siempre andará tras quien tal hizo demandándole amores.

ഇ൙ര

Si alguien se ha dado cuenta de que se le ha hecho beber un filtro de amor contra su voluntad, y no quiere que surta efecto, meta la cabeza en la manga derecha de la prenda que llevaba en el momento de la ingestión inapetecida. Para que este contrafiltro surta efecto, es imprescindible que no haya transcurrido más de una semana y que la prenda en cuestión no haya sido lavada desde aquel día.

Para enamorar a un hombre

Sin que él lo sepa, désele a comer pan amasado sobre el pubis de la mujer que lo desea.

෮෨

O échele en la bebida tres gotas de su última menstruación.

෮෨

Más efectivo aún, según el pensamiento popular, era hacerle comer un pez que, sin él saberlo, hubiese muerto dentro de la vagina de la mujer que lo pretendía.

෮෨

Igualmente, sin que el hombre lo sepa, hágale comer la mujer el corazón de una golondrina, mezclado con la propia sangre del amante.

෮෨

Duerma la mujer con una manzana debajo del sobaco, désela de comer al hombre de sus sueños y lo tendrá rendido a sus pies de por vida. Dicen que este recurso es aún más efectivo si la dama se coloca la manzana en sus partes privadas durante toda la noche.

෮෨

Arránquese, la mujer que ama en secreto, varios pelos de la cabeza y otros tantos del pubis. Junto con otros cuantos pelos de una cabra machorra, mézclense todos con leche de almendra y unas cuantas gotas de la última sangre menstrual de la interesada. Introdúzcase el producto resultante en una bolsita y llévelo aquella colgado del cuello durante ocho días. Pasado ese tiempo, arroje un poco en el café, o en la comida de quien quiere enamorar, y aquel se enamorará de ella.

෮෨

Fabríquese la mujer una figurilla, con forma de hombre, amasada con cera, y dentro de la misma meta algunos cabellos o uñas de la persona que se desea enamorar. Introdúzcasela la interesada en su vagina y duerma con ella varias noches seguidas. Conforme la figurilla vaya deformándose como consecuencia del calor genital, el hombre amado se irá enamorando paulatina e irremediablemente de la que tal método haya resuelto probar. Es una práctica relacionada con el vudú y traída de América por los conquistadores del Nuevo Mundo.

೫⊃ல

Recójanse algunos ejemplares de enula campana *(Inula helenium)* al amanecer del día de San Juan, déjense secar y macháquense hasta que se conviertan en polvo. Mézclese después con polvo de ámbar gris, métase en una bolsita de seda verde y cuélguesela a la altura del corazón, durante nueve días, la que quiera conquistar el corazón de un hombre. Además, sin que él lo advierta, échele de los polvitos en su comida y el amado se sentirá irresistiblemente atraído por la que tal haga.

೫⊃ல

Si lo pretendido es que el esposo o el amante le sea siempre fiel a su pareja, colóquele esta, sin que él lo advierta, un pedacito de cuerno de ciervo entre la ropa.

೫⊃ல

Para saber si un hombre le es fiel a una mujer, o una mujer a un hombre, amásese harina pura de cebada en leche, pero sin levadura; cuézase dicha masa, frótese con verbena y désele de comer al hombre o la mujer de quien se sospecha infidelidad. Si no puede digerir la masa y sufre trastornos digestivos, no cabe la menor duda de que es infiel a su pareja.

Para enamorar a una mujer

Atrápese una culebra y, aún viva, valiéndose de una aguja pásesele un hilo entre los dos ojos. Préndase luego ese hilo en la ropa de la amada, sin que ella lo advierta, y aquella ya solo pensará en ir tras de quien le puso el hilo.

೫⊃ல

Hágale ingerir el hombre a la mujer deseada, lo que será seguramente más difícil que engatusarla por los medios convencionales, la siguiente pócima: corazón de paloma, hígado de gorrión, útero de golondrina y riñón de liebre, todo ello mezclado con la sangre de la persona que la prepara.

೮೦೦೩

Hágase reflejar en un espejo el coito entre un perro y una perra. Guárdese dicho espejo, envuelto en un lienzo verde, en la alcoba de la mujer deseada, que no tardará en caer rendida de amor en los brazos del que haya puesto en práctica tal estratagema.

೮೦೦೩

Cójase el corazón de una golondrina, el de un pichón y el de un pájaro pinto. Mójense con tres gotas de la sangre del enamorado y anís, y hágase una pasta con todo ello. Déjese secar al fuego, guárdese el producto resultante en lugar oscuro durante siete días, añádasele un poco de resina de laurel y unas hojas de ruda. Si el hombre le unta un poco de esta sustancia a la mujer que desea carnalmente, aquella, como suele decirse vulgarmente, se le presentará de inmediato con las bragas en la mano.

೮೦೦೩

Si un hombre quiere que una mujer solo lo dese a él, extráigansele los genitales a un lobo, y quémense mezclados con pelos de los carrillos, de las cejas y de la barba del interesado. Sumérjase en agua y luego dese a beber de la misma a la amada. A partir de entonces, esta no mirará a otro varón nunca más.

೮೦೦೩

Con idéntico propósito, antes del coito úntese el celoso enamorado su miembro viril con un poco de sebo de macho cabrío, copule con la mujer amada y esta ya no deseará a ningún otro hombre más que a él.

೮೦೦೩

Si lo que un hombre pretende es que una jovencita baile desnuda delante de él, este debe hacer lo siguiente: cace un murciélago, mátelo y con su sangre escriba "fruti-miere" en un pergamino limpio. Colóquese este debajo de una puerta por la que pase la joven y, nada más hacerlo, sentirá la imperiosa necesidad de quedarse en cueros. Ya desnuda, mírela fijamente a los ojos quien la pretenda y exclame: "Kaple, kasita, non kapheta et publica filii omnibus suis". La muchacha se enamorará locamente del galán en ese preciso instante.

℘∞℘

Para lo mismo, otro método aún más sencillo consiste en recoger mejorana silvestre, verbena, mirto, tres hojas de nogal y tres de hinojo, la noche de San Juan antes del amanecer. Déjese secar a la sombra y luego redúzcase todo a polvo. Cuando quiera usarse, espolvoréese en el aire, donde se encuentre la mujer objeto de nuestro interés, y cuando ella lo respire sentirá unos irrefrena-bles deseos de desnudarse completamente y ponerse a bailar de la manera más lasciva que pueda imaginarse, cosa que, en efecto, no tardará en hacer sin vergüenza alguna.

℘∞℘

Si lo apetecido es que una mujer haga lo que un hom-bre quiera, que este escriba un miércoles en un papel, con sangre de murciélago, lo siguiente: "Cuercaba, car-queto. e nidi tt. v. dira". Entierre la hoja a continuación, durante tres días, en la sepultura de un varón. Luego pase con ella la espalda y los pechos de la que queremos someter a nuestro deseo, y aquella será como una muñe-ca sin voluntad ante nuestros caprichos. Es un remedio prohibido, descubierto por la Inquisición en Canarias en el siglo XVI.

℘∞℘

La misma Inquisición descubrió también que si lo deseado es simplemente que una mujer se ponga a dar saltos, basta con escribir en un papel: "Cba ver, veccba muy sea vey", y poner luego dicho papel sobre la puerta de la casa de aquella.

കുരുള

Igualmente se enteró tan siniestra institución religiosa, de que para que una mujer nos quiera mucho es preciso arrancarle un cabello, sin que ella lo sepa, y decir sobre él, la mañana siguiente, cinco veces: "Can bonus Ysrael".

Para conservar el amor de una mujer

Para alcanzar y retener a una mujer frígida, úntese el hombre su pene con sebo de macho cabrío antes de copular con ella.

കുരുള

Si lo pretendido es asegurar la fidelidad de una mujer, dénsele a comer cenizas de bálano y pelo de lobo.

കുരുള

Se consigue el mismo efecto arrancándole a la mujer que queremos que nos sea fiel, mientras esté dormida, siete pelos de la cabeza. Quémense a continuación, mézclense con un poco de miel y espárzanse por la cama.

കുരുള

Para saber si la mujer que amamos nos es fiel, colóquese un anillo de oro o con una piedra preciosa, en la almohada donde aquella duerme. Si se despierta sobresaltada significa que no es infiel, pero no así si lo hace plácidamente y luego nos abraza con amor. Este truco sirve igualmente para saber si un hombre le es fiel a una mujer.

കുരുള

Si un hombre quiere saber si su mujer ha copulado con otro hombre, tan solo tiene que meterle la mano en la vagina y olerla después. Para que el procedimiento surta efecto, no tiene que haber pasado mucho rato una vez producido el supuesto coito, y ella no debe haberse lavado sus partes íntimas.

Para excitar a los amantes durante el juego sexual

Excítense los amantes antes del acto sexual, pues de lo contrario de este saldrá un hijo ignorante y necio.

෨෬

Dicen que muchas mujeres no disfrutan en la cama porque su primer coito fue doloroso y frustrante.

෨෬

Contémplense desnudos los amantes y obsérvense detenidamente todas las partes de su cuerpo. No se avergüence la mujer por esta circunstancia, pues como dijo un antiguo sabio árabe, la mujer ha de ser púdica en la calle y libertina en la cama.

෨෬

Acaríciense las partes más secretas de su anatomía con la suave pluma de algún ave, especialmente los pezones, el clítoris, el glande del pene y el ano.

෨෬

Mejor aún si acaricia la mujer al hombre, de la cabeza a los pies, con sus pestañas. Esto provocará en él un deseo concupiscente imposible de disimular ni reprimir.

෨෬

Bésense los amantes en la boca, introdúzcanse la lengua el uno al otro, chúpensela e intercámbiense saliva. Se dice que la saliva de una mujer sexualmente excitada retrasa el proceso de envejecimiento del hombre.

෨෬

Mordisquéele el hombre a la mujer en el labio superior y pase la lengua por la cara interna del mismo y, además de excitarse sexualmente al instante, a la mujer se le humedecerá la vagina y se le endurecerá el clítoris, lo que la predispondrá muy convenientemente para el coito.

෨෬

Para que a la mujer se le humedezca convenientemente la vagina, predisponiéndole para el coito, bésele y chúpele el hombre los pezones, pero hágalo con delicadeza.

∞∞

Acaríciense el uno al otro con todas las yemas de los dedos a un mismo tiempo, pero sin apenas tocar la piel del otro. Comience por la espalda, nalgas y piernas, continúe por los hombros, abdomen y cara anterior de las piernas y concluya en el pecho y genitales. Lo ideal, tras este singular masaje, sería que, en vez de con el coito, los amantes se desahogaran el uno al otro con la boca.

∞∞

Tome la mujer el pene del hombre con su boca y succione suavemente el glande, a la vez que lo lame con la lengua, cuidando de no producirle daño con los dientes. Siga hasta albergar toda la extensión de miembro que le quepa, sin producirle arcadas, y aumente el ritmo de la succión hasta llevar al orgasmo al varón. Si la eyaculación se retrasase, ayúdese alternativamente con las manos y moviendo la boca de arriba a abajo. Este es uno de los placeres favoritos de los hombres.

∞∞

Otra forma de felación consiste en que la mujer sujete el tallo del pene tan solo con los dedos índice y pulgar, y se introduzca el glande en la boca, entre la lengua y el paladar. De ese modo, cada movimiento provocará doble placer en el órgano masculino, uno de prieta caricia y otro de húmeda chupada.

∞∞

Algunos hombres prefieren que la mujer les chupe el pene, pero controlando ellos el movimiento de entrada y salida en la boca, mientras ellas permanecen inmóviles. Producida la eyaculación, y si ella lo desea, puede tragarse el semen.

∞∞

Túmbese o recuéstese la mujer y abra las piernas. Comience el hombre a rozarle en los muslos y en las ingles con sus labios, para luego, con la punta de la lengua, ir acariciándole los bordes de la vulva. Luego concéntrese en estimularle el clítoris, pero nunca directamente, sino moviéndola alrededor del mismo. Lo ideal es que imite los lengüetazos de un gato cuando lame la leche de un plato. Para ello, preciso es que la mujer observe una higiene íntima rigurosa –aunque bien es cierto que sobre este particular, como sobre otras tantas cosas, también hay para toda clase de gustos–.

కోన

Una variante de todo esto es aquella postura que permite que los amantes se den placer mutuamente con la boca al mismo tiempo. Se puede realizar tumbados o de pie, aunque, obviamente, uno frente al otro, pero en posiciones invertidas. Es lo que ha dado en llamarse el sesenta y nueve.

కోన

Para acrecentar el placer, tanto si es el hombre quien lame los órganos sexuales femeninos, como si es la mujer la que chupa el pene del hombre, imprégnense las partes genitales con miel o con mermelada.

కోన

También excita mucho al hombre que su pareja lo masturbe, independientemente de que acabe eyaculando en sus manos o en su vagina. La mejor manera parece haber venido siendo la siguiente: Acaricie la mujer el pene del hombre hasta endurecerlo. Sujete luego entre el índice y el pulgar, con el puño cerrado, la piel suelta del tronco del miembro viril, y comience a moverla de arriba a abajo, primero lentamente, después más rápido. Manténgala estirada contra la base del pene y, suéltela solo cuando, pasadas las primeras convulsiones, se produce la eyaculación, que con este método será especialmente potente y placentera.

కోన

Previo al coito, y sin prisas, sea generoso el hombre y acaricie los pechos de su compañera, primero con las yemas de los dedos, y luego con la lengua, para concluir succionándole los pezones. Hay mujeres que de esa

forma llegan al orgasmo, tanto placer les procura seme-
jante chupeteo. No en balde, y como los estudios de
anatomía han demostrado, existe una conexión nervio-
sa entre los pezones femeninos y el clítoris.

El coito

Copular mucho mata el calor natural, enciende el calor accidental, hace que enflaquezcan todos los miembros, produce debilidad, inapetencia y problemas digestivos, procura entristecimiento, calvicie, pérdida de vista y pedorrea, y hace que envejezca prematuramente quien tal practica. Eso opinaba al menos un médico del siglo XV.

Los peligros del coito

Absténganse de copular los viejos de cuerpo delgado, pues el coito es su enemigo mortal, que los hace caer y los mata.

☙❧

Los que estén mal de los nervios, copulen con moderación.

☙❧

Quienes sean de complexión fría y seca, cuando copulen a menudo procuren ingerir comidas calientes, a base de pan de trigo, carne de cordero y vino dulce rojo, especiadas con jengibre, canela y pimienta larga. Por el contrario, absténganse de comer cosas agrias, saladas o ásperas.

☙❧

Quien desfallezca después del coito, que duerma lo menos posible. Ingiera después yemas de huevo pasados por agua, pan fresco de trigo y poco vino. Seguidamente, ya sí, duerma mucho.

☙❧

Quienes sean de complexión cálida y húmeda, que copulen con frecuencia, pues les perjudica el dejar de hacerlo, sobreviniéndoles gran flaqueza, pérdida de fuerza y de sueño, y temblores de corazón.

☙❧

Quien sea de complexión caliente, modere el ejercicio de la copulación en verano y en otoño, y absténgase por completo cuando el aire está cargado o cuando hay epidemias.

☙❧

Practíquese el coito con el cuerpo descansado, mejor después de dormir un poco.

ຮວຄ

Evítese el coito tras una larga caminata, cuando se tiene el vientre revuelto, tras una hemorragia, tras un trabajo cansado o después de sudar mucho.

ຮວຄ

Evítese el coito, igualmente, cuando se tiene el vientre lleno, cuando se ha bebido mucho alcohol, o recién salido del baño.

ຮວຄ

Tampoco es bueno copular cuando se tiene mucha hambre o mucha sed, tras un enojo, tras una noche de insomnio, tras una gran alegría o estando preocupado por algo.

ຮວຄ

Tras el coito, absténgase el hombre de beber agua muy fría, pues es creencia popular que produce hidropesía.

ຮວຄ

Absténganse los amantes de practicar el coito en Viernes Santo, pues de hacerlo corren el riesgo de quedarse pegado el uno al otro por los genitales para siempre.

Los beneficios del coito

Como dijo Juan de Aviñón, médico del arzobispo Pedro Barroso, a finales del siglo XIV, los provechos que se siguen del coito son estos: primero, que al copular con una mujer se cumple con ese mandamiento de Dios que dice "Creced y multiplicaos y llenad la Tierra"; segundo, que mediante el coito se conserva la salud; tercero, que alivia el cuerpo; cuarto, que lo alegra; quinto, que aleja las melancolías y preocupaciones; sexto, "derrama los bafes que están allegados al corazón y al meollo"; séptimo, evita el dolor de riñones y de espaldas; octavo, acaba con las dolencias flemáticas; noveno, abre el apetito; décimo, "guarece las apostemaciones de los miembros emutorios" y, undécimo, agudiza la vista.

෫⃝෬

Muy al contrario, privarse del coito produce vértigo, oscurecimiento de la visión, dolor de uréteres y tumores en los testículos.

෫⃝෬

El ejercicio del coito conviene a los locos, a los melancólicos y a los flemáticos, pues les esclarece el entendimiento y calma las iras.

෫⃝෬

El coito también cura el mal de amores, aunque el enamorado no lo practique con su enamorada.

෫⃝෬

A las mujeres el coito les desatasca sus conductos naturales y las vuelve alegres.

෫⃝෬

En fin, también se ha creído que el coito rejuvenece a quien lo practica, incluso si se trata de una persona mayor, y, especialmente en el caso del hombre, lo hace más longevo.

Las posturas sexuales

Evítese que la mujer monte al hombre, pues a este pueden salirle manchas en la vejiga y en el pene, el fluido femenino puede irritarle la uretra y puede reventársele o retenérsele el semen en el momento del coito, con las graves consecuencias que ello puede acarrearle a su salud. Algunos incluso han llegado a temer que el hombre que realiza el acto sexual con la mujer sobre él, puede llegar a quedarse embarazado.

෫⃝෬

Copular de pie produce daño en las nalgas y en las rodillas.

෫⃝෬

El coito con la pareja tumbada de lado hace daño al hombre de pene débil y le provoca dolor al eyacular, le produce dolor de ingles y de caderas a la mujer y predispone los organismos a padecer de gota y de ciática.

ဆာ

El coito sentado impide que el semen salga con ligereza y produce dolor en los riñones y en las nalgas, y, a veces, hasta en el pene y en las ingles.

ဆာ

Échese la mujer en una cama blanda, llana y suave, y colóquese encima el hombre, teniendo ella las piernas alzadas y la cabeza tan alta como pueda. Téngale el hombre la mano izquierda a la mujer por debajo de los hombros, y abrácela con la derecha para pegarse a ella tanto como pueda. Tradicionalmente esta se ha considerado la mejor postura para realizar el coito.

ဆာ

Túmbese la mujer, con las piernas bien extendidas y entrelácelas el hombre con las suyas, pásele un brazo por debajo del cogote y con el otro abrácela con fuerza. Penétrela así.

ဆာ

Tiéndase el hombre y móntelo la mujer, apoyando sus piernas sobre sus muslos. Abrácela y estréchela contra sí, tanto como pueda. Sonríale el hombre, al iniciar la penetración, y la mujer, mirándole a él el rostro, sentirá mucho placer.

ဆာ

Siéntese el hombre en la cama y encarámesele la mujer, sentándose directamente encima del miembro viril e introduciéndoselo en su vagina, levantando las piernas hasta colocarlas en el cogote. Abrácela fuertemente el hombre estrechándola tanto como pueda.

ဆာ

Tiéndase la mujer, con una pierna arqueada y la otra completamente extendida, y que el hombre se le tumbe encima abrazándola. Iníciese así la penetración.

෧⊃෬

Para copular de lado, túmbese la mujer vuelta hacia la derecha, doblando las piernas, de manera que las rodillas estén a la altura de los pechos. Túmbese también el hombre del mismo lado, colocando la pierna izquierda encima de ella, que habrá de aguantársela con la mano.

෧⊃෬

Otra manera de lado. Túmbese la mujer sobre uno de sus costados, con las piernas dobladas, de manera que las rodillas le lleguen a la altura de los pechos. Siéntese detrás de ella el hombre y dé inicio a la copulación.

෧⊃෬

Para copular de pie, estando los dos separados, váyanse acercando el uno al otro poco a poco. Levante la mujer su pierna izquierda tanto como pueda, mientras el hombre se la aguanta con la mano derecha e iníciese la penetración.

෧⊃෬

Rodee la mujer con sus brazos el cuello del hombre y, alzando las piernas, encarámese a su cintura, cobijando el pene en su vagina, mientras su compañero la sostiene con sus manos por las nalgas, estrechándola contra sí,

෧⊃෬

Otra postura de pie. Estando los dos de pie, coja el hombre a la mujer por las mejillas, mientras ella lo abraza con fuerza y le rodea la espalda con sus brazos. Colóquense boca a boca y den inicio a la penetración.

෧⊃෬

Para copular en cuclillas, puesta ya la mujer de esta forma, sujétela el hombre por las nalgas y penétrela. Facilitará los movimientos el que ella se apoye en algún mueble.

෧⊃෬

Para copular sentados, siéntese la mujer y colóquese el hombre de rodillas entre sus piernas, cogiéndola por las nalgas. Abrácele ella con fuerza y den inicio a la penetración.

෨ඁൟ

Otra posición manda que se tumbe el hombre y que la mujer se coloque en cuclillas y de espalda a él, con el pene inserto en su vagina. Sujétela él por los costados, y vuelva ella la cabeza de vez en cuando para encontrarse con la mirada y el rostro sonriente de él.

෨ඁൟ

Estese el hombre de pie y ponga la mujer los brazos alrededor de su cuello. Sujétele él las piernas con los brazos, levántela e introdúzcale el pene a la vez que se rozan. Permanezca la mujer, todo el tiempo que dure el coito, con las manos colgadas del cuello del hombre, pues de otro modo no podría hacerse.

෨ඁൟ

Túmbese la mujer de bruces en la cama, pero con el culo en pompa, y abrácela por detrás el hombre, cogiéndola por los flancos, a la vez que la penetra.

෨ඁൟ

Tiéndase la mujer, también de bruces en la cama, y siéntese el hombre encima de las nalgas de ella, apoyándose con las manos en sus piernas para facilitar la penetración.

෨ඁൟ

Tiéndase la mujer boca arriba, con las piernas y los brazos completamente abiertos, y penétrela el hombre como mejor pueda, salvo por natural impedimento o por defecto físico de alguno de los dos.

෨ඁൟ

Siéntese la mujer sobre las piernas del hombre, que las mantendrá extendidas, y sujétese con las manos a su cuello. Penétrela el hombre por entre las piernas, rodeándole ella las nalgas con sus piernas, acercándolo hacia sí tanto como pueda.

୧ର

Siéntese la mujer y cójala el hombre por las piernas y colóqueselas alrededor del cuello, de forma que las corvas se apoyen en sus hombros. Penétrela así, abrazándose fuertemente a ella.

୧ର

Acérquese la mujer a la pared, levante la pierna izquierda y apóyela en un banco u otro mueble. Penétrela el hombre por detrás, agarrándole con la mano la pierna que tiene levantada, pues así podrá acercársela más y realizar mejor el coito para mayor placer de ambos.

୧ର

Arrodíllese la mujer, cúrvese hacia adelante y trabe los pies en las piernas del hombre, que permanecerá de pie, detrás suyo. Penétrela él apoyándose con una mano en las nalgas femeninas, a fin de acercarse a ella lo más posible.

୧ର

Colóquese la mujer de rodillas, con los brazos apoyados en el suelo, arrodíllese detrás de ella el hombre y penétrela por detrás, sujetándola por los hombros.

୧ର

Túmbese el hombre boca arriba y siéntese la mujer sobre su pene, manteniendo los pies junto a las nalgas masculinas, al tiempo que le mete la lengua en la boca y él se la estrecha con los dientes. Así estarán más cerca y el goce será mayor.

୧ର

Tiéndase la mujer de espaldas sobre la cama y échese el hombre sobre ella. Levante la mujer las piernas y estire el hombre las suyas hasta alcanzarle las axilas y sostenerlas con sus pies. Proceda a penetrarla como mejor pueda, salvo impedimento físico.

୧ର

Tiéndase la mujer atravesada en la cama, boca arriba y con las piernas por fuera del borde de la misma. Cójaselas el hombre y apóyelas en sus hombros. Penétrela así.

ഇൽ

En la misma posición la mujer, sujétele el hombre las piernas por las corvas, manteniéndolas junto a sus caderas, y penétrela así.

Para que ambos alcancen el orgasmo juntos

No someta jamás el hombre a la mujer a posiciones incómodas para ella durante el coito, y busque siempre que también ella alcance su placer sexual.

ഇൽ

Llévese a cabo la penetración con lentitud y delicadeza, procurando que el orgasmo les llegue a ambos a la vez.

ഇൽ

Si el hombre acaba pronto y la mujer tarde, esta se queda muy insatisfecha. Así, pues, para evitarlo distráigase el hombre mientras copula, pensando en otras cosas. Siempre es preferible que ella acabe antes que él.

ഇൽ

Si la mujer tarda en alcanzar el orgasmo, una vez iniciado el coito, juguetee el hombre con ella, poniéndole una mano en la vulva y frotándosela hasta que se encienda y sienta deseo. Conviene que la mujer esté apoyada en el suelo, a cuatro patas, con los brazos apoyados en algún soporte, y que el hombre la penetre por detrás.

ഇൽ

Para hacerle sentir un inmenso placer al hombre, ponga la mujer sus manos en el pene mientras este entra en su vagina, y procure alzarse de nalgas para hacer más intenso el contacto, de manera que lo sientan los dos al mismo tiempo. Póngase luego completamente debajo de él, acérqueselo, coloque las manos debajo de sus lomos y contraiga las nalgas cada vez que él quiera sacar el miembro.

Para aumentar el placer del coito

Muélase jengibre, mézclese con miel y úntese en el pene. Esto vuelve locas de placer a las mujeres durante el coito.

೫೦೦೩

Macháquese pimienta común, pimienta larga, espliego, jengibre y almizcle, mach[á]quese todo y mézclese con miel. Úntese en el pene antes del coito y, tanto el hombre como la mujer, gozarán de manera exagerada.

೫೦೦೩

Mastíquese canela y saxífraga y, mezclada con saliva, úntese en el pene antes de iniciar el coito.

೫೦೦೩

En el caso de la mujer, el placer del coito aumenta cuando está en el sexto mes del embarazo, cuando ha andado mucho y cuando ha venido cabalgando desde lejos.

೫೦೦೩

Para que el orgasmo durante el coito vuelva loco de placer al hombre, mientras es penetrada, sujete la mujer la piel suelta del tallo del pene de su compañero y manténgala pegada a su base mientras él ejecuta los típicos movimientos de vaivén, y suéltela cuando él eyacule.

೫೦೦೩

Si la penetración le resulta dolorosa a la mujer, pruébese a ensayarla con los genitales de ambos lubricados con miel.

೫೦೦೩

Evítese el beber agua tras el acto sexual, y mucho menos si esta es de lluvia o está fría.

Si el pene es desmesurado

Si el miembro viril del compañero es exageradamente largo y produce dolor a la mujer en el fondo de su vagina, procure el hombre controlar la penetración o, si no, átese un paño o un pañuelo, bien anudado, para que tan solo entre en el cuerpo de la mujer el tamaño apetecido.

ഇൻഇ

Más sofisticado, para evitar una penetración completa, en caso de miembro desmesurado, es que su propietario se ajuste en la base del pene un anillo de caucho. Con este sistema, a la vez se consigue prolongar la erección.

ഇൻഇ

Si el miembro del hombre es excesivamente grueso, la mejor solución es lubrificarlo untándole saliva. Imprégnense, igualmente, las partes de la mujer para facilitar la penetración.

Algunos artefactos sexuales

En el mercado clandestino los hubo fabricados de toda suerte de materiales: cuero, piel de la tripa de algún animal rellena de guata, madera, porcelana y hasta de cristal, en este caso huecos, de manera que podían llenarse con cualquier líquido caliente, por ejemplo la orina de quien iba a usarlo. Otros, más sofisticados, estaban dotados de un resorte para que, cuando a sus felices propietarias se les antojase, pudiesen arrojar en sus vaginas su contenido interior, leche templada generalmente, simulando una eyaculación masculina.

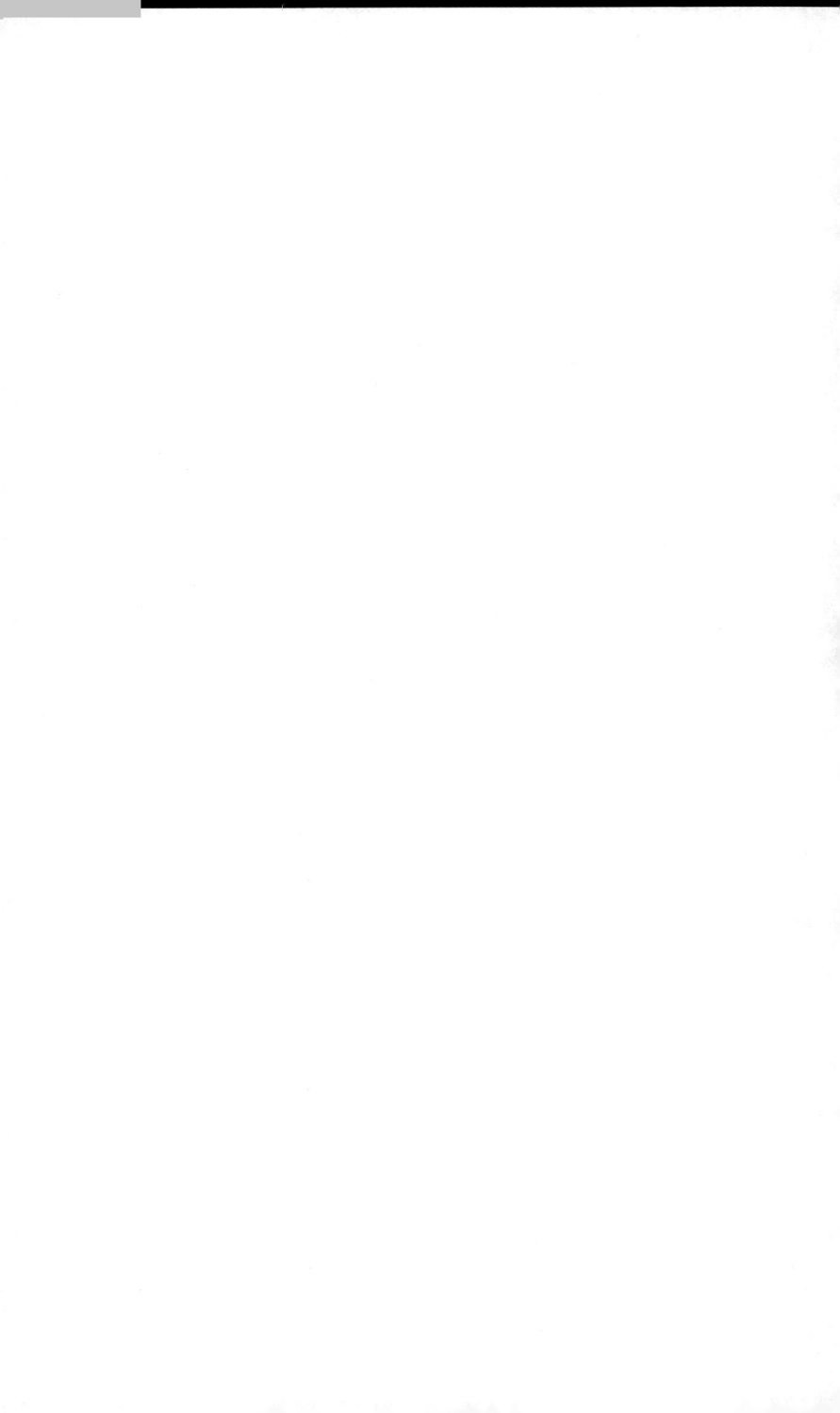

Consoladores

Si el esposo es impotente o frío, y el deseo femenino es irrefrenable, para evitar el adulterio, el escándalo y la deshonra, eche mano la esposa de un consolador u olisbo. Se conocen desde la más remota antigüedad y no han faltado ni siquiera en los conventos, especialmente en los franceses.

※

Para fabricarse un consolador, la interesada no tiene más que hacerse con un pedazo de madera y desgastarlo con el borde de un vidrio roto hasta que quede bien pulido y con la punta redondeada para no lastimarse al usarlo.

※

Otro modo fácil de obtener un consolador o baldrés —como se le llamaban antaño— consiste en curtir piel de oveja suave y endeble, o baldrés, muy sencilla de trabajar, y darle la forma deseada.

※

También desde antiguo ha existido otro tipo de consolador, conocido como dildo. Este se lo han solido sujetar a la cintura algunas mujeres, para penetrar con él a otra hembra en relaciones lésbicas. Igualmente son muy antiguos los dildos dobles, para que las dos lesbianas puedan disfrutar a la vez de una penetración.

※

Muy viejos son, igualmente, los tapones anales, usados preferentemente por hombres. Algunos homosexuales lo han tenido que emplear como objeto terapéutico, tras dilatárseles el esfínter después de reiterados coitos por ese lugar.

Consoladores naturales y otros ingenios

La naturaleza ofrece por doquier remedos del órgano genital masculino en erección, idóneo para solitarias, tímidas o para quien, en general, quiera disfrutar del placer de la penetración sin tener que aguantar a nadie. En este sentido, desde que el mundo es mundo, se ha venido echando mano de plátanos, berenjenas, pepinos, rábanos y un etcétera tan largo como imaginación le eche quien quiera probar.

ଚ୬ର

Más sofisticados y placenteros para algunas mujeres resulta la introducción en la vagina de objetos redondos. Si se quieren emplear productos naturales, úsense uvas, cerezas, ciruelas pequeñas o aceitunas, entre otro interminable etcétera.

ଚ୬ର

Introdúzcase la mujer para su placer vaginal el cuello de una botella, pero nunca si la misma no contiene líquido alguno y está abierta, pues puede provocarse el vacío con el consiguiente riesgo de accidente en la región genital interna.

ଚ୬ର

Métase la mujer una botella en su vagina, pero hágalo por la parte ancha de la misma. Aunque requiere práctica y paciencia, algunas que lo han probado han asegurado que al propio placer de tan forzada penetración, se suma el del sonido a descorche que produce dicha botella al ser sacada de tan íntimo lugar.

Otros juguetes sexuales

Para excitar el clítoris de la mujer durante el coito, se usó de un anillo cosquilleador que se colocaba su pareja alrededor del pene. Se fabricaba con un párpado de cabra, ajustándolo a un palo del mismo grosor que el falo de quien iba a usarlo.

ଚ୬ର

Tras el descubrimiento de América, los españoles se quedaron fascinados al descubrir que los indígenas patagones se colocaban, tras el glande, una escobilla de cerda mular y con ella volvían locas de placer a sus mujeres durante el coito. Alguno se trajo uno de estos inventos, llamado "guesquel".

.

La fertilidad

Para que la pareja de recién casados no tenga problemas de fertilidad, en algunos pueblos de Castilla, "la madre de la novia, antes de retirarse la postrera de la alcoba nupcial, hace una aspersión devota sobre la cabeza de los esposos, usando de hisopo una espiga de trigo, símbolo de multiplicación del grano, bien empapada de agua bendita, al tiempo que pronuncia este conjuro de fecundidad: ¡Qué prenda, Virgencita del Carmen, qué prenda!' El padre, mientras tanto, para ahuyentar los demonios de la esterilidad, barre hacia fuera con una rama de retama mientras recita esta fórmula mágica: "Bicho malino, fuera de aiquí, que el agua bendita va trai de ti".

Para propiciar la fertilidad

Para tener retoños sanos y fuertes es preciso que la pareja copule en un ambiente acogedor, limpio, templado y no en cualquier lugar.

ಬಂಡ

Para que el coito asegure descendencia, antes del mismo, introdúzcase la mujer en lo más profundo de su vagina una bola de musgo, mezclada con hojas de cebolla. Luego colóquese en cuclillas sobre un recipiente, en el que ha de ponerse a hervir vino malvasía con la mayor variedad posible de hierbas aromáticas. Cuando sienta un escozor en su entrepierna, comuníqueselo a su pareja y procedan a aparearse sexualmente.

ಬಂಡ

Observe la mujer que quiera quedarse preñada, durante el coito, la posición siguiente: colóquese con la cabeza baja, eleve el muslo izquierdo con su pie debajo de él y extienda su pierna derecha.

ಬಂಡ

Acabado el coito, no se incorpore inmediatamente la mujer, sino permanezca tumbada y con las piernas elevadas para retener el esperma en su vagina.

ಬಂಡ

Este es un antiguo remedio contra la esterilidad: beba en ayunas, la mujer que no pueda tener hijos, una cucharada de zumo de salvia con un poco de sal, durante nueve días consecutivos. La segunda noche, ase un huevo fresco que esté blando y deshágalo con el peso de un timin de aluzema molida –probablemente alucema o *Salvia lavanduloides*, planta originaria de México–, y revuélvase todo como si fuera sal, tómelo cuando se vaya a ir a dormir, no sin antes ingerir un poco de simiente de zanahoria con vino bueno. No se tome chocolate mientras dure el tratamiento.

&⊃⊂&

Mézclese salitre, bilis de cordero o vaca y unos granos de almizcle, fórmese una pelota y, después de la menstruación, frótese con ella la vulva y la vagina la mujer que quiera quedarse en estado de buena esperanza.

&⊃⊂&

Otro remedio un poco más brutal, correspondiente a la tradición, recomendaba dar a la mujer cuajo de liebre deshecho en agua caliente; si le venían dolores, estaba apta para procrear.

&⊃⊂&

Un remedio castellano para el mismo problema, consiste en guardar en el caparazón de un galápago tres hojas de fresno macho y rociarlas con vinagre blanco cada tercer día durante tres meses, tres semanas y tres días, evitando romper el ciclo pues, de lo contrario, el remedio no surtiría efecto.

&⊃⊂&

Coma la mujer que quiera ser fecunda carne de toro, lo más cruda posible, y beba su sangre.

&⊃⊂&

Un remedio canario manda que la infértil beba cada día una tacita con infusión de salvia silvestre *(Salvia officinalis)*, y en el primer mes de prueba quedará embarazada.

&⊃⊂&

Para dejar de ser infértil, arroje la interesada una piedrecilla a un pozo, justo antes de salir el sol. Hágalo un mes entero, sin fallar ni un solo día.

&⊃⊂&

Revuélquese completamente desnuda la mujer estéril en un pastizal, la mañana de San Juan, para impregnarse con el rocío y su vientre conseguirá concebir. Sirve, igualmente, que la mujer pase toda la noche de San Juan a la intemperie, pero también ha de hacerlo completamente desnuda y mejor boca arriba.

Y más curioso es el remedio consistente en colocar sobre la cama de la infértil unos pantalones pertenecientes a un hombre de probada fertilidad, mejor si se hace la noche de San Juan.

Para conseguir quedarse en estado de buena esperanza, muchas mujeres han ensayado una fórmula consistente en vestir durante una temporada la camisa y los pantalones del marido.

Como todavía a principios de siglo creían algunos médicos, copular cuando aún no ha terminado de anochecer propende a hacer fértil dicha unión.

Anticonceptivos

Escupa la mujer, tres veces seguidas, dentro de la boca de un sapo y no se quedará preñada durante un año. Este remedio tan peregrino es de origen romano.

Igual que este otro: lleve la mujer colgado a modo de amuleto, una bolsita que contenga dos pequeños gusanos extraídos de la cabeza de una araña peluda, envueltos y atados en gamuza.

Friéguese sus partes la mujer, antes del coito, con una piel de ciervo que contenga dos lombrices. Al parecer, como en los casos anteriores, tampoco fue un remedio muy efectivo.

Introdúzcase la mujer, antes del coito, alumbre en polvo en la vagina. Para reforzar el remedio, espolvoree con el mismo el pene de su pareja. Pero use lo menos posible de este producto, pues puede llegar a provocar esterilidad permanente.

৪০০৪

Fricciónese con vinagre el pene del varón antes del coito, e irríguese su vagina la mujer, también con vinagre, nada más terminada la unión.

৪০০৪

Si la pareja no quiere tener descendencia, coloque bajo el colchón de la cama donde copulen un ramo de petunias.

৪০০৪

Para evitar quedarse embarazada, lleve la mujer colgada al cuello una bolsita que contenga ciclamen *(Cyclamen persicum)*, un colmillo de víbora y el corazón de una liebre. No se desprenda de la bolsa ni a la hora de copular.

৪০০৪

Terminado el coito, dé saltos la mujer o salte desde gran altura, si no quiere quedarse embarazada.

৪০০৪

Durante el coito, cuando el hombre sienta que está a punto de eyacular, saque presuroso el miembro de la vagina de su compañera, y derrame el semen fuera, bien en las manos de la mujer, bien en su vientre. Este es el método anticonceptivo más extendido en todas partes, conocido como "coitus interruptus" o "marcha atrás".

৪০০৪

Si ha habido coito con derramamiento de semen en el interior de la vagina, y la interesada no quiere quedarse preñada, introdúzcase a presión agua con jabón en el conducto sexual, o una solución fuertemente ácida.

৪০০৪

Método anticonceptivo usado todavía por nuestras abuelas, era el de introducirse en la vagina trozos o escamas de jabón casero antes del coito, o espolvorearse el conducto venéreo con yeso pulverizado.

El aborto

Espinoso asunto sobre el que no nos pro-
nunciaremos. Tan solo diremos, a título
de curiosidad, que según el pensamiento
popular de la gente de muchas poblacio-
nes costeras, se producen bastantes abor-
tos espontáneos en otoño y en invierno,
época en que paren las ballenas.

Para provocar el aborto

El perejil introducido en la vagina es abortivo. En algunos sitios se han servido de una caña para hacerlo llegar hasta el cuello del útero

⁊⊙⪧

Igualmente, aunque de menor efecto, ha sido aplicar sobre el ombligo de la preñada un emplasto de perejil machacado con ajo.

⁊⊙⪧

Las infusiones del cornezuelo de centeno *(Claviceps purpurea)* son igualmente abortivas, así como los cocimientos de bayas del espino cerval *(Rhamnus catharticus)*, de rosas malditas *(Paeonia broteri)*, de grana de zanahoria, dedalera o digital *(Digitalis purpurea)* y los bebedizos resultantes de cocer diversas hierbas.

⁊⊙⪧

La ingestión inmoderada de cocimientos de abrótano hembra *(Santolina chamaecyparissus)*, se ha tenido tradicionalmente por abortivo, además de altamente tóxico. Por ello, y a pesar del uso popular que se le ha dado, no son nada recomendable.

⁊⊙⪧

Igualmente puede provocar un aborto en las embarazadas, la ingestión de cocimiento de corteza de raíz de díctamo, conocido también como fresnillo *(Dictamnus albus)*.

⁊⊙⪧

Muy abortivos, y peligrosísimos, son algunos componentes de la ruda, hasta el punto de haber provocado no pocas muertes de embarazadas.

ഇരു

También es abortiva la ingestión de apio.

ഇരു

Del mismo modo puede provocar abortos la ingestión de agua de esparto.

ഇരു

Y los cocimientos de milenrama *(Achillea millefolium)*, por lo que no son recomendables durante el embarazo.

ഇരു

Aunque puede ser peligrosísimo, si una embarazada de poco tiempo quiere abortar, salte desde gran altura o haga ejercicios físicos violentos.

ഇരു

Durante nueve días seguidos, tome la interesada duchas muy frías. Pasado ese tiempo, ingiera una mezcla de anís y polvo de azafrán. Es otro método altamente peligroso.

ഇരു

Método poco fiable es el consistente en que la mujer golpee al hombre con el que va a tener relaciones sexuales, tres veces y suavemente, con una rama de granado. Sin embargo, además de como abortivo se usó también como anticonceptivo.

ഇരു

Antes de ponerse en manos de una partera u otra persona experta en practicar abortos, pruebe la preñada a untarse sus partes sexuales con excremento de caballo.

ഇരു

Si lo que se quiere es provocar un aborto, sin emisión de sangre ni producto alguno por la vulva, colóquese la preñada sobre el vientre una cataplasma hecha a base de mezclar sesos de cerdo y harina.

Para evitar el aborto

Por el contrario, para evitar sufrir un aborto, algunas embarazadas han tomado infusiones de bistorta *(Polygonum bistorta)*.

৪০জ

También preserva del aborto la piedra llamada etites o "piedra del parto", siempre que la embarazada la lleve en contacto con su cuerpo.

৪০জ

Evite la embarazada subir o bajar escaleras.

৪০জ

No cruce las piernas la embarazada, para evitar que se le ahogue el feto dentro del útero.

৪০জ

Absténgase la preñada de comer hierbas como la ruda, el perejil y el cornezuelo de centeno, productos todos ellos abortivos.

৪০জ

Ni vaya más de tres veces al cementerio, mientras dura el embarazo, pues se arriesga a que el bebé le nazca muerto.

৪০জ

En algunas zonas de Castilla incluso se le prohíbe barrer, pues de hacerlo barrería también el alma del feto.

Los abortos involuntarios

Para expulsar el feto tras un aborto, aplíquese raíz de zanahoria en la vagina y cuello del útero.

৪০জ

Mézclese excrementos de animales con alguna bebida aromática e ingiérase.

৪০জ

Bébase tibia el agua donde hayan hervido hojas de enebro *(Juniperus communis)* y miel.

৪০জ

Beba la interesada leche de otra mujer, mezclada con un poco de aceite.

৪০জ

Ingiérase leche de perra mezclada con vino.

ഇങ

Bébase zumo de Artemisa *(Artemisia vulgaris)*, en la cantidad del volumen de un huevo.

ഇങ

Muélase azabache, mézclese con vino y bébase.

ഇങ

Ingiérase hiel de toro mezclada con almendras y con vino.

ഇങ

Cuézanse sardinas en agua y bébase el líquido resultante.

ഇങ

Cuézanse altramuces con ruda, mézclese con polenta y bébase. A la par, ahuméense las partes sexuales femeninas quemando miel y aceite.

ഇങ

Si lo que se quiere saber es si el feto ha muerto en el interior de la madre, mézclese un poco de orina de esta con agua de fragua. Si el líquido final adquiere un color negro, sin duda el niño ha muerto.

El embarazo

Poco cabe decir aquí, salvo recordar lo que todo el mundo debiera saber, que el embarazo no es una dolencia, y que, como recuerda el refrán popular: "Enfermedad de nueve meses, antes de los diez desaparece".

Cómo saber si una mujer está embarazada

Frótensele los párpados; si se calientan, la mujer en cuestión está embarazada, si no se calientan, no lo está.

ℬℭ

Extráigansele a la mujer objeto de observación dos o tres gotas de sangre, échense en un vaso de agua y si se van al fondo está embarazada.

ℬℭ

Si una mujer quiere saber si está en estado de buena esperanza, colóquese un diente de ajo en sus genitales; si pasado un tiempo no nota el olor del ajo, embarazo seguro, si lo nota, embarazo ficticio. Lo mismo ha solido hacerse con un apio.

ℬℭ

Hágase orinar a la mujer de la que quiere saberse si es grávida y obsérvese el líquido emitido; si se advierten partículas sólidas en suspensión, estará preñada, y no lo estará si no se advierten.

ℬℭ

Mucho más eficaz aún es dejar dicha orina reposar durante toda la noche dentro de un recipiente de vidrio o cristal. Si a la mañana siguiente se observan puntitos rojos en dicho líquido, la que lo orinó está en cuenta.

ℬℭ

Si tras el coito la vagina de la mujer está reseca y ella siente somnolencia y se duerme enseguida, es que dicha cópula ha fructificado en embarazo.

ℬℭ

Lo mismo ocurre, y puede saberse, cuando a una mujer se le da de beber agua con miel y siente pesadez en el estómago.

ଛଠଔ

Si una mujer durante los duros trabajos del campo antes no sudaba y ahora suda copiosamente, es que está embarazada.

Augurios sobre el futuro bebé

Es poco deseable que el niño nazca sin haberse cumplido nueve lunas durante el tiempo de gestación.

ଛଠଔ

Si el parto se produce con luna nueva, cabe el riesgo de que el bebé presente anomalías en el cráneo, en sus extremidades, o que sea hermafrodita.

ଛଠଔ

Si la embarazada sueña con un cabrito, el parto discurrirá sin incidentes.

ଛଠଔ

Los bebés nacidos en año bisiesto corren peligro de malograrse.

ଛଠଔ

Si a una embarazada le huele mal el aliento, es porque el bebé que lleva en sus entrañas está enfermo. Si le huele bien, el niño está sano.

ଛଠଔ

Si a una embarazada el aliento no le huele ni bien ni mal, es porque el feto tiene hambre o está a punto de enfermar.

ଛଠଔ

Los primogénitos y, en general, los hijos que dan más problemas durante la gestación y el parto, son los que el día de mañana más alegrías proporcionan a sus progenitores.

ଛଠଔ

Si un bebé habla o llora en el vientre de su madre, será saludador.

Para que nazca niño o niña

Dice un refrán inglés: "Cualquier alfeñique puede hacer un niño, pero hace falta un hombre para conseguir una niña". Sin llegar a afirmaciones tan extremas, otras culturas más meridionales han ensayado métodos en tal sentido, aunque con resultados muy diversos.

෪ඏ

La pareja que desee un hijo varón practique el acto sexual de noche, y al amanecer si lo que quiere es una hembra. Aunque bien es cierto que no pocos son los que opinan justamente todo lo contrario.

෪ඏ

Igualmente da hijos varones la cópula durante el cuarto menguante, y hembras durante el creciente.

෪ඏ

Colóquese el hombre sobre la mujer en el momento del coito y el futuro vástago nacerá varón.

෪ඏ

Colóquese la mujer sobre el hombre en el momento del coito y el futuro ser nacerá hembra.

෪ඏ

Permanezca durante el coito la mujer echada sobre su lado derecho y nacerá un niño. Hágalo sobre el izquierdo y concebirá una niña.

Para saber si será niño o niña

Salga la preñada a la calle con los ojos cerrados y, según sea el sexo de la primera persona que vea al abrirlos, así será el de su futuro bebé.

෪ඏ

Arrójese una raspa de sardina al fuego; si se retuerce y salta será niño; si no lo hace, niña.

৪)ভ্ব

Colóquese una paletilla de liebre o cabrito en las ascuas de la chimenea; si el hueso se abre el futuro ser será hembra.

৪)ভ্ব

Embarazada a la que se le nota su estado por la espalda, de seguro lleva un hijo en su vientre.

৪)ভ্ব

Embarazada a la que se le afea el rostro, está gestando una niña.

৪)ভ্ব

Embarazada que presenta la barriga alta, en ella lleva un niño.

৪)ভ্ব

Embarazada con el vientre grande y redondo, futura madre de un niño; con el vientre pequeño y aplanado, de una niña.

৪)ভ্ব

Embarazada con vientre hacia la izquierda, futura madre de una niña. Lo mismo sucederá si le pesa más este lado del abdomen.

৪)ভ্ব

Mírese la embarazada de espaldas; si se le aprecia el embarazo, un niño nacerá de su vientre.

৪)ভ্ব

Si a la embarazada se le vuelven los pezones rojizos nacerá un niño, mas si se le ennegrecen una niña.

৪)ভ্ব

También nacerá un niño si a la embarazada le engordan exageradamente los pechos.

৪)ভ্ব

Si a la preñada se le desarrolla más el pecho izquierdo que el derecho, seguro que parirá una hembra, y un varón si le engorda más la teta derecha.

ഏരു

También parirá una niña si durante el embarazo las pupilas le brillan mucho.

ഏരു

Igualmente, si durante su embarazo sangra del orificio derecho de la nariz, nacerá un niño, y una niña si la sangre le sale del izquierdo.

ഏരു

Colóquese la preñada una moneda entre los pechos y, si al desnudarse para irse a dormir cae de cara, el fruto de su vientre es un hijo, si de cruz una hija.

ഏരു

Si durante el embarazo la preñada sufre muchas pesadillas, de su vientre nacerá una niña.

ഏരു

Si el embarazo hace que a una embarazada se le oscurezca la orina, en su debido tiempo parirá un varón.

ഏരു

Siéntese la gestante sobre unas tijeras cerradas y levántese. Si dichas tijeras cambian de posición, el futuro retoño será varón.

ഏരു

Sin que la interesada lo sepa, colóquese un cuchillo debajo de una silla, y unas tijeras debajo de otra. Si la preñada se sienta sobre la silla del cuchillo parirá un varón, y una hembra si lo hace sobre la que está sobre las tijeras.

ഏരു

Obsérvese a la embarazada cuando va a echar a andar. Si comienza a hacerlo con el pie derecho, su futuro bebé será niño.

ഏരു

Pídasele a la preñada que nos muestre las manos. Si al hacerlo nos las presenta con las palmas hacia arriba, niña segura nacerá de su seno, y niño si las palmas miran al suelo. Bien es cierto que también sobre esto en muchos lugares creen justamente lo contrario.

ରେ

Si cuando la preñada se sienta en una silla pone el pie derecho en el barrote —es necesario que la silla lo tenga, pues si no esta estratagema no sirve—, niño seguro en su barriga.

ରେ

Sin que la interesada lo sepa, pártanse en tres partes iguales dos hojas de álamo blanco, y colóquense en el umbral de la puerta de la futura madre. Llámese a voces desde el exterior a esta y obsérvese qué hace al salir. Si pisa una de las hojas, el bebé que se esté formando en su vientre será niño, mellizos si pisa dos y niña si pisa tres.

ରେ

Si el anterior hijo de una pareja nació con luna en creciente, el que le siga será una niña. Si lo hizo en menguante, niño será su hermanito.

ରେ

Observe la pareja la coronilla de su anterior hijo. Si el pelo le sale hacia la derecha, pronto tendrá un hermano, si hacia la izquierda, una hermana.

ରେ

Creen en el Pirineo catalán que el sexo del bebé será el mismo que el de la última persona que haya visto su madre la última vez que salió de casa antes del parto.

ରେ

Si la embarazada sueña con barba, está gestando un niño. Otros opinan que si es ella misma la que en sueños tiene barba, se le avecinan desengaños amorosos.

Ayudas a la preñada

No practique la preñada el acto sexual, pues la futura criatura será en extremo lujuriosa, especialmente si de hembra se trata. Ya lo dice aquella coplilla andaluza: "Si serás puta y ramera, / que en el vientre de tu madre / te

pusiste de manera, / que te jodiera tu padre / mientras a
tu madre jodiera".

ꜱꓳꜛꓯ

Para que el embarazo llegue a buen fin, descanse mucho
la embarazada. Lo dice el refrán: "Vida de embarazada,
vida regalada".

ꜱꓳꜛꓯ

Coma abundantemente, pero que no estén presente en
su dieta los embutidos, las salazones, los garbanzos, la
carne, ni el vino.

ꜱꓳꜛꓯ

Que tampoco ingiera la gestante carne de liebre, pues de
hacerlo corre el riesgo de que el niño le nazca con los
ojos abiertos o con labio leporino.

ꜱꓳꜛꓯ

Tome mucha fruta e infusiones de flor de tilo, estas
antes de irse a dormir. Sin embargo, algunas preñadas
asturianas evitan comer fruta ante el temor de que el
niño les nazca muy peludo.

ꜱꓳꜛꓯ

También da fuerzas a la preñada la ingestión de hígado
de anguila.

ꜱꓳꜛꓯ

Igualmente, para dar fuerza a la parturienta, tome la
interesada infusiones de hisopo.

ꜱꓳꜛꓯ

Para evitar que el bebé nazca canijo o con los miembros
atrofiados, evite la embarazada permanecer mucho
tiempo sentada, o realizar labores que le obliguen a
mantener la misma postura durante mucho tiempo.

ꜱꓳꜛꓯ

Evítese, mientras dura el embarazo, sobresaltar a la preñada gastándole bromas del tipo de arrojarle al pecho
frutas, bichos, ranas, ratones o cualquier otro objeto,
pues corre el riesgo de parir un monstruo.

ഇരജ

Solo a título de curiosidad etnográfica, reseñaremos la tan singular como peligrosa costumbre, observada antaño en algunos concejos asturianos, donde, para estimularles los movimientos de la matriz, las embarazadas eran, primero paseadas y luego manteadas por cuatro mocetones de los más fuertes del pueblo.

ഇരജ

Consiéntasele a la preñada cualquier antojo que se le presente, para evitar que le salga dibujado dicho antojo al niño en alguna parte de su cuerpo. Quien pudiendo le niegue esta ayuda, corre el riesgo de que le salga un grano en el ojo.

ഇരജ

Que no se le ocurra devanar a la gestante, pues cabe la posibilidad de que tantas vueltas como ella dé al hilo, dé el cordón umbilical al feto en el interior de su vientre.

ഇരജ

Absténgase de batir huevos, o hacer mayonesa o alioli, pues la criatura corre el mismo peligro que en el supuesto anterior.

ഇരജ

Por la misma razón, que tampoco cosa a máquina ni muela café con un molinillo de mano la preñada.

ഇരജ

No manipule la semilla del cáñamo, pues su olor puede producirle un aborto.

ഇരജ

Tampoco lleve en sus brazos a bautizar a un niño, pues puede morírsele el que se está formando en su seno.

ഇരജ

Para evitar cualquier percance o accidente durante la gestación, o si se ha producido algún incidente desagradable, preciso es que la futura madre se cuelgue al cuello una piedrecita de ágata.

ဆာ

Si no se trata del primer embarazo, colóquese la mujer una llave hueca de hierro sobre la panza, un ratito cada mañana, y no tendrá el más mínimo problema durante el tiempo que dure su preñez.

ဆာ

Si se producen dolores durante el embarazo, trácese sobre la panza de la embarazada una cruz con agua bendita y desaparecerá cualquier molestia.

ဆာ

Si muere la embarazada sin haber parido, todos los sábados sufrirá los dolores del parto en el más allá. Así, pues, sáquesele el feto de su vientre antes de enterrarla.

El parto

Para evitar posibles tentaciones a alguien que nos esté leyendo, insistimos en lo peligroso que puede resultar para una parturienta poner en práctica los remedios que siguen, y que a lo largo de la historia han provocado no pocas muertes de madres y de recién nacidos.

Para facilitar el parto

Para evitar la más mínima complicación durante el parto, cuélguese al cuello la parturienta un colmillo de cerdo o de jabalí.

℘℩℧

El mismo efecto benéfico se consigue durante el parto, colocando bajo la almohada la llave de la puerta de la casa.

℘℩℧

Si se quiere tener un parto feliz, sin dolores y sin problemas, durante la última semana de gestación colóquese la preñada en la cintura la llamada "cruz de los dolores", joya compuesta por cuatro malaquitas en forma de gota, con un granate en el centro, incrustadas con cuerno de gamuza.

℘℩℧

Si la parturienta tiene sus partes secretas muy secas o estrechas, o su vientre es muy sensible al tacto, preciso es que se le apliquen baños de asiento. Para ello nada mejor que la interesada reciba los vahos resultantes de la decocción de un puñado de granos de lino o de raíz de malvavisco, con la vulva sumergida en el propio líquido. Mejor si lo puesto a hervir se compone de malva, malvavisco, parietaria, mercurial y gordolobo y, mejor todavía, todo ello administrado en dosis de un puñado.

℘℩℧

Si el parto es especialmente difícil o complicado, apliquese en la vulva y vagina de la parturienta estiércol fresco de caballo, cocido en vinagre o con telas de araña.

Aunque suene a broma, este remedio fue usado por un prestigioso médico del siglo XVI, nada menos que con una emperatriz, aunque sin éxito... pues la enferma murió.

☙❧

Se prevea o no difícil el alumbramiento, tómese la precaución de, tres o cuatro días antes del mismo, rehogar en manteca de cerdo las puntas de unos cuantos puerros y frotarle con ellos el vientre a la futura madre.

☙❧

Cuando comienzan las contracciones, sóbese el vientre de la parturienta.

☙❧

Provóquensele náuseas metiéndole en la boca la oreja de una liebre, mordiéndose su propia trenza del pelo o bebiendo orines de su marido.

☙❧

Para darle fuerzas en el trance de parir, muerda la parturienta un palo entre los dientes, o sople por una botella.

☙❧

O dénsele friegas con tela de muletón, pero que sea de color rojo.

☙❧

Nada mejor, cuando el parto se presenta difícil, que cubrir el vientre de la parturienta con las mantillas que antes han vestido a dos bebés gemelos.

☙❧

También ayuda a bien parir atar a la cintura de la parturienta el extremo de la cuerda de la campana de una iglesia, la cual hará sonar tres veces.

☙❧

Todos estos remedios se verán reforzados si en la cama de la parturienta se coloca una pieza de hierro.

ജര

Se ha creído que, para facilitar la expulsión del niño, era conveniente pisar con el pie el estómago de la parturienta y presionar con los puños en sus riñones.

ജര

Creencia extendidísima en media Europa fue la de que ayuda a bien parir que la mujer tenga en el momento del parto alguna prenda masculina sobre su cuerpo, preferiblemente de su marido o del padre de la criatura. Para tal menester se han solido emplear especialmente unos pantalones del cónyuge, que se han extendido sobre el cuerpo de la parturienta. Algunos, llevando más lejos sus precauciones propiciatorias, han considerado imprescindible pasar dichos pantalones nueves veces por el cuerpo de la parturienta, con las perneras hacia arriba, llevarlos luego a la puerta de la casa y golpearlos nueve veces. En algunas zonas, tras apalearlos, incluso mucho más, los pantalones en cuestión finalmente son quemados.

ജര

En algunas zonas de Extremadura, para facilitarle el parto a una mujer le han puesto en dicho trance el sombrero masculino más viejo y ajado que se tenía a mano.

ജര

Para evitar que el niño venga de nalgas, rodéese la cintura de la madre con una cinta de seda, anudada a la espalda.

ജര

Si la criatura está atravesada, beba la parturienta leche del pecho de otra mujer.

ജര

Si el parto se retrasa, colóquense sobre el vientre de la parturienta dos varas cruzadas de fresno.

ജര

O pélese y májese raíz de lirio, mézclese con miel virgen e introdúzcase en la vagina de la parturienta.

இஜ

Lubrifíquese la vulva y la vagina de la parturienta con miel, aceite o manteca derretida, para facilitar la expulsión del recién nacido.

Para expulsar la placenta

Para facilitar la expulsión de las secundinas o placenta, tome la parturienta un cocimiento de muérdago de avellano.

இஜ

Irríguense las partes de la mujer con infusión de malvas.

இஜ

Muerda la recién parida un mechón de sus propios cabellos.

இஜ

Beba la leche de otra mujer, mezclada con aceite.

இஜ

O beba azabache molido mezclado con vino.

இஜ

Sople la parturienta fuertemente con el puño cerrado, con el derecho si ha sido niño, con el izquierdo si lo nacido ha sido niña. Eso facilita la expulsión de la placenta.

இஜ

Para evitar que la placenta vuelva hacia el interior de la mujer, una vez cortado el cordón umbilical, en el extremo de aquella átese una cuchara o llave.

இஜ

Si la placenta queda retenida dentro de la mujer, tóquese esta con una gorra o sombrero masculino, del primer hombre que pase por delante de la casa, y vista la camisa de su esposo –siempre y cuando sea este el padre de la criatura en cuestión, pues de lo contrario el remedio no surtiría efecto–.

&oca

Entiérrese la placenta para evitar que la coma un perro pues, además de contraer la rabia el animal, el bebé el día de mañana será un ladrón.

&oca

Terminado el parto, que la puérpera no se cambie de camisa sin que antes otra persona la use y sude.

Contra las infecciones de la matriz

Para evitar las hemorragias que pueden darse tras el parto, oblíguese a la parturienta a permanecer al menos veinticuatro horas despierta tras el alumbramiento.

&oca

Tampoco debe cambiarse la ropa de la cama de una recién parida, aunque hieda, hasta pasados al menos cuatro días.

&oca

Quémense las ropas de la parturienta y de su cama, una vez haya acabado el período de convalecencia.

&oca

Remedio que bajo ningún concepto debe ser puesto en práctica, consistió en otro tiempo, si se apreciaba infección en la matriz de la mujer que acababa de parir, en reunir a todas las demás mujeres de la casa y hacerles orinar en un recipiente. Con la mezcla de todas las orinas, se le practicaba una irrigación vaginal a la enferma.

&oca

Para que ningún tipo de problema afecte a la puérpera, tras el parto, que la primera ropa que la parturienta vista sea ahumada con laurel verde y granos de trigo.

&oca

Cuando tras el parto duele la matriz, aplíquesele a la paciente, en el bajo vientre, emplastos de ruda machacada con dos dientes de ajo.

ഇൗ

Para mitigar los dolores que tras el parto puedan producirse, ahuméense las partes privadas de la parturienta
quemando plumas de perdiz o de gallina. El remedio
también sirve para cortar las hemorragias de la matriz.

ഇൗ

Y, sobre todo, tras el parto, absténgase la mujer de tener
relaciones sexuales, por lo menos hasta que sus genitales
se hayan recuperado del todo.

La lactancia

Según una vieja creencia, el niño que de pequeño no mama, que tiene muchos problemas durante el amamantamiento, o el que rechaza la leche de su madre antes de tiempo, cuando sea mayor será un borracho empedernido.

Para amamantar bien

En algunos países de Centroeuropa, como Polonia, Eslovaquia y la República Checa, las recién paridas han bebido cerveza moderadamente, en las comidas y en las cenas, para ganar en teta y en cantidad de leche. Modernamente, esa costumbre se ha venido haciendo extensiva a zonas europeas mucho más meridionales, e, incluso, ha dado el salto a América.

৪০৫৪

Tome la recién parida caldo de gallina, mejor si es negra, durante los tres días siguientes al alumbramiento, para evitar las fiebres que puede causar la comida sólida. Si la nueva madre es primeriza, tome entonces caldo de perdiz.

৪০৫৪

Muélanse las pezuñas delanteras de una vaca, mézclese con agua el polvo resultante y hágasele beber a la mujer que quiera ganar en leche.

৪০৫৪

Macháquense hojas secas de trébol, mézclense con vino y bébalo la que esté dando de mamar, pues también ganará en leche.

৪০৫৪

Beba muchos zumos de naranja y de limón puro, a fin de evitar posibles infecciones.

৪০৫৪

Ingiera ajo y cebolla en cantidades importantes, por ejemplo con ensalada de lechuga, tomate y patatas cocidas.

৪০৫৪

Para ganar en leche, tómense hojas verdes de hinojo cocidas con vino.

ഇൻൽ

También produce abundante leche comer nueces y frutos secos y beber horchata, según creencia del sur de Cataluña.

ഇൻൽ

O bébanse infusiones del fruto del eneldo, machacado y pulverizado.

ഇൻൽ

En Castilla, para que le viniera la leche a la nueva madre, le hacían beber el jugo curado de la vid, después de haber sumergido en el mismo una moneda al rojo vivo.

ഇൻൽ

O le hacían comer ensaladas de bacalao y tomar el consomé compuesto con el caldo que se había pedido a siete mujeres llamadas María.

ഇൻൽ

Para extraer los calostros o primer suero de la lactante, mámele los pezones un adulto, retenga dicho líquido en su boca y luego escúpalo contra las paredes de la habitación de la recién parida. Esto se recomendaba cuando aún se desconocía el valor que tienen para el bebé como purgante.

ഇൻൽ

Si el niño se niega a mamar, mientras está dormido, pásesele sobre los labios las llaves del sagrario de la iglesia del pueblo.

Contra las llagas y grietas de los pezones

Apliquense emplastos de azúcar y manteca de cerdo. Si, además, se mezclan con malvas machacadas, el remedio es más eficaz.

ഇൻൽ

O emplastos de patas de perdiz machacadas.

෨ඏ෬

Frótense los pezones doloridos con miel o con tuétano de vaca.

෨ඏ෬

Aplíquese sobre los pechos paños empapados en el agua donde se han cocido bayas de los cipreses del cementerio del pueblo.

෨ඏ෬

Frótense diariamente los pechos las afectadas, con rodajas de limón con sal.

෨ඏ෬

Lávense todos los días las mujeres que tengan llagas en los pezones, los pechos con aguardiente.

෨ඏ෬

Aplíquense sobre las lesiones el cordón umbilical del lactante en cuestión, para lo cual se habrá guardado anteriormente.

Contra el endurecimiento de los pechos

Aplíquese sobre los senos de la interesada un apósito de tela de hilo, impregnada en la pasta resultante de freír en aceite puro de oliva, los siguientes productos: cera virgen, miel, aguardiente, tabaco negro picado, overa de gallina, ramitas de olivo y una hoja de laurel bendecido el Domingo de Ramos.

෨ඏ෬

Prepárense nueve manojos con tres clases de hierbas: hinojo espadaña y ajenjo (si bien pueden añadirse otras). Síganse con cada uno de los manojos la zona endurecida del pecho, de arriba a abajo y de izquierda a derecha. Recítese al mismo tiempo la fórmula siguiente: "Zingiri sor † sangre † Zingiri Salomon. Yo no te signo sino por la gracia del Espíritu Santo". Santígüese al mismo tiempo el curandero, nueve veces, mojando la mano en agua bendita, una por cada vez. Terminada la operación récense nueve Padrenuestros y quémense las hierbas en una cazuela, aplicando el humo de la incineración al pecho de la paciente. De no ceder el dolor el primer día, repítase el ensalmo el segundo. Si, pese a ello, el mal no desaparece, abandónese el procedimiento, pues ya no obrará efecto. Fue un remedio típico de algunos curanderos vascos.

ဆာလ

Háganse cruces con un rosario sobre los pechos de la paciente.

ဆာလ

Según remedio portugués, frótense los pechos de la afectada con la camisa del marido. Se conseguirá mayor efecto todavía si la que sufre de inflamación mamaria, duerme con los calzones de su marido atravesados en la cama.

ဆာလ

La mastitis en su primera fase se evita frotando los pechos de la paciente con manteca de gallina, sin sal. También pueden colocársele sobre los senos, envueltos en un pañuelo, que ha de ser blanco, ajos bien triturados y sal.

Para retirar la leche

Cuando ya el bebé esté bien amamantado y pueda comer otras cosas, mas a la mujer le siga saliendo leche, a fin de retirársela tome ella agua de raíces de perejil.

ဆာလ

Beba la madre infusión de caña, llevando perejil bajo la planta del pie, dentro del calzado.

ဆာလ

Ingiera infusiones de apio.

ဆာလ

También la ingestión de salvia ha servido para retirar la leche de las mujeres, pero su uso resultó más peligroso que benéfico.

꧁꧂

Pónganse en la espalda de la mujer hojas de berza calientes.

꧁꧂

Pónganse hojas de berza, untadas en manteca no salada, en la espalda de la mujer; sobre ellas, póngase también perejil bien cortado, y sobre los pechos, dos hojas de berza. La leche se detendrá en un solo día.

꧁꧂

Colóquense sobre los pechos la madre, y envueltos en un pañuelo, ajos en puñado, bien machacados y con sal.

꧁꧂

Frótense los pechos de la mujer con manteca de gallina, pero sin sal.

꧁꧂

O con savia de corteza de higuera.

꧁꧂

Aplíquense sobre los pechos paños mojados en agua de avena.

꧁꧂

Désele un sobresalto a la que esté dando de mamar, aplicándole sobre la espalda, sin que ella lo espere, una llave metálica muy fría.

꧁꧂

Otro remedio, tan tradicional como frecuentemente empleado, consiste en que la mujer dé de mamar a hijos de otras hembras que no hayan tenido leche.

꧁꧂

Antiguamente, en no pocos pueblos las mujeres daban su leche a los mendigos o a los tontos huérfanos.

꧁꧂

O se ponían a la teta a un cachorro de perro, para que mamara directamente de ella. En algunos sitios los animales eran sacrificados después, ante el temor de que contrajesen la rabia.

ഇറ

En algunos lugares la costumbre de las lactantes era ordeñarse los pechos sobre el fuego, o en el agua de algún riachuelo.

ഇറ

Si, pese a todo, el pequeño persiste en mamar, aplíquese la madre en el pezón productos amargos o picantes, y el bebé no tardará en rechazarlos.

Propiedades curativas de la leche materna

Para cualquier problema de los ojos, mójese un algodón con la leche de una mujer que esté amamantando a un niño, y los ojos y la vista sanarán como por arte de magia.

ഇറ

Para curar el orzuelo, mójese la lesión con leche materna directamente proyectada del pezón al ojo.

ഇറ

Contra el dolor de oído, mójese el agujero de la oreja con leche de mujer. Si se exprime directamente el pezón, de manera que la leche inunde dicho agujero, dicen que no hay remedio mejor contra cualquier clase de dolor de oído. Algunos catalanes han ido más lejos y han considerado que el remedio resulta más eficaz si el paciente es un hombre y la leche se la ofrece una mujer que está amamantando a una niña. Y al revés, si se trata de una paciente, la lactante habrá de ser madre de un niño.

ഇറ

También es buena contra los ataques de locura, pero para reforzar el efecto tranquilizador, ha de beberla el loco mamándola directamente de la teta femenina.

෧෨

Si la parturienta tiene problemas porque la criatura se le
ha atravesado en el momento del parto, nada mejor para
calmarle los dolores propios del trance que mamar del
pecho de otra mujer que esté amamantando. Idéntico
procedimiento facilita, igualmente en las parturientas,
la expulsión de la placenta.

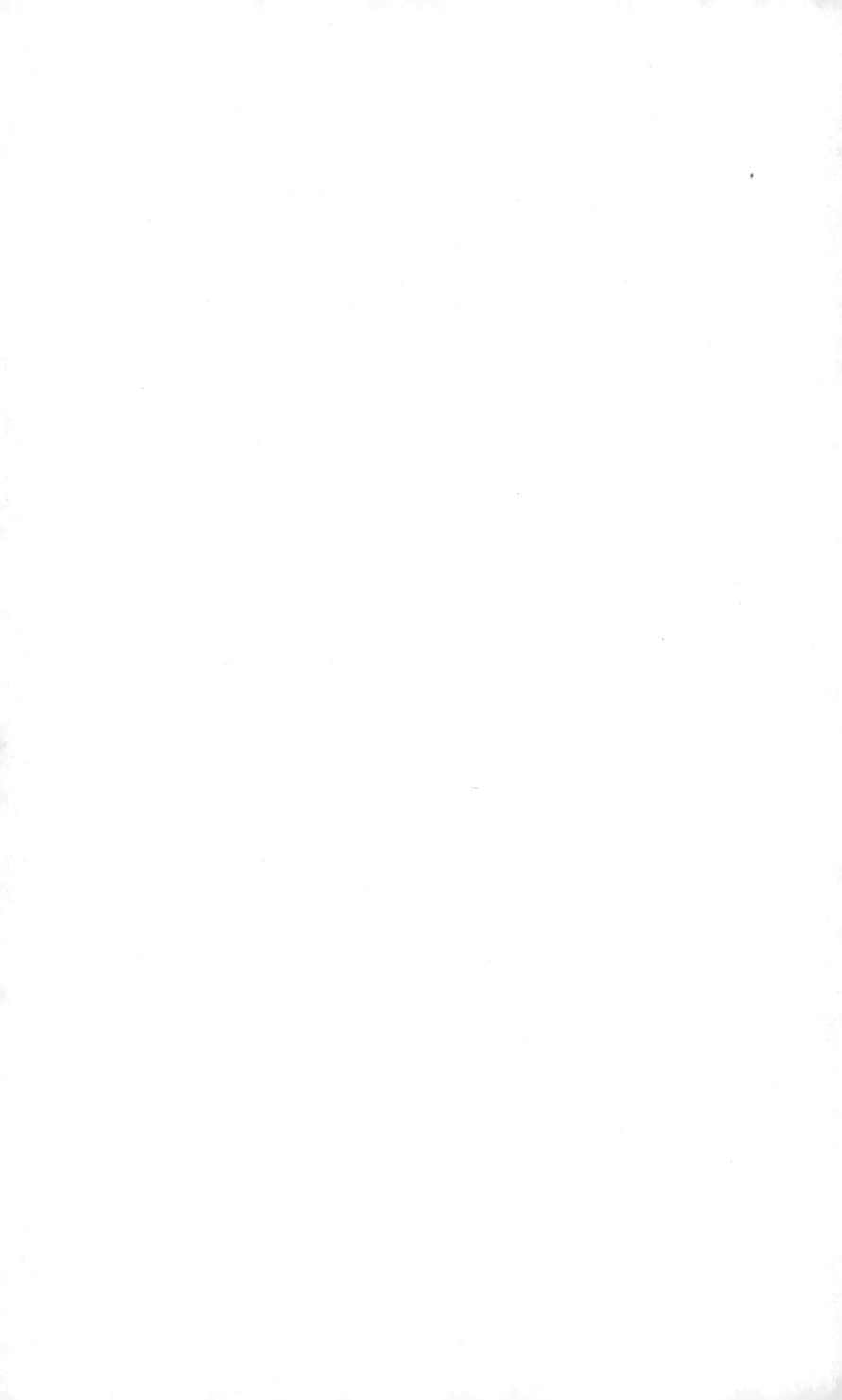

La apariencia corporal

Tradicionalmente, para que una mujer pueda ser considerada bella ha de reunir algunos requisitos imprescindibles. Cuatro cosas negras: el pelo, las cejas, las pestañas y los ojos. Cuatro muy coloradas: las mejillas, la lengua, las encías y los labios. Cuatro muy blancas: el rostro, los dientes, el blanco de los ojos y las piernas. Cuatro muy estrechas: los orificios de la nariz y de los oídos, la boca, los pechos y los pies. Cuatro muy delgadas: las cejas, la nariz, los labios y las costillas. Cuatro muy grandes: la frente, los ojos, los pechos y las nalgas. Cuatro muy redondas: la cabeza, el cuello, los brazos y las piernas. Y cuatro muy perfumadas: la boca, la nariz, las axilas y la vulva.

La belleza femenina y cómo estar bella

Opinan otros que, para ser auténticamente hermosa, una mujer ha de poseer muñecas y tobillos de la misma medida, y que su cintura mida el doble que el muslo.

ଚⒶଔ

Precisamente se dice también que las mujeres de tobillos finos vuelven locos de deseo a los hombres.

ଚⒶଔ

Si no se quiere tener los pómulos sonrosados, como muchas aldeanas los tienen —y que durante siglos fue sinónimo de buena salud—, bébase vinagre abundantemente, aunque sin pasarse y acabar con una anemia galopante.

ଚⒶଔ

Para suavizar el cutis, úntese el mismo con nata.

ଚⒶଔ

Para dar al rostro un bonito color sonrosado, aplíquese polvo de arroz mezclado con clara de huevo, al que se le haya añadido un poco de polvo rojo.

ଚⒶଔ

Si lo pretendido es lucir un bonito bronceado, aplíquese la siguiente crema casera: mézclense 50 gramos de miel, la misma cantidad de jabón en polvo, 25 de griselina, 20 de harina de linaza, 20 de talco y diez de polvo de lirio. Fúndase al baño María y consérvese en tarros para cuando sea menester aplicarlo.

ଚⒶଔ

Para oscurecer la piel, tíñase con agua de achicoria.

ଚⒶଔ

Para eliminar las pecas, lávense estas con leche de cerda.

෨෬

Para tener el cabello sano, fuerte y hermoso, córtense sus puntas de vez en cuando, pero nunca en viernes ni cuando hay luna vieja, salvo si coincide con el día de San Juan.

෨෬

Para lo mismo, mójese la cabeza con el agua de la lluvia caída en mayo. Esto es igual de bueno para el hombre que para la mujer. Pero evítese su corte, pues encanecerían ellas, y se quedarían calvos ellos.

෨෬

Si lo que se quiere es volver rubio el cabello, mójeselo la interesada frecuentemente con agua oxigenada. El mismo efecto se consigue si lo que se desea es volver rubios los sobacos o el vello del pubis.

෨෬

Un pubis femenino dotado de una abundante mata de pelos es el mejor signo de belleza, salud y honestidad en una mujer, según vieja creencia de Occidente.

෨෬

Disfrutarán de una estupenda cabellera las que se peinen, en la orilla de un río, la noche de San Juan.

෨෬

Lo mismo sucederá con la piel de aquellas que, la misma noche de San Juan, se bañen desnudas en el río. Si no se tiene un río cerca, es de parecido efecto revolcarse desnuda en un pastizal y empaparse con el rocío.

෨෬

Como depilatorio, aplíquese en la zona que se desea pelar una solución concentrada de hojas de abedul durante seis semanas.

෨෬

Para disimular el vello en el bigote, aplíquese limón la interesada, o agua oxigenada, y luego expóngalo al sol durante un rato.

୫୬

Si lo que se quiere es tener unas estupendas uñas, córtense en luna creciente, a ser posible en lunes, pero nunca en viernes.

୫୬

No se corte nadie las uñas junto a la chimenea o en la cocina, pues de caer alguna en un puchero hirviendo, o en el fuego, quien tal haga acabará volviéndose loco más tarde o más temprano.

୫୬

Para fortalecer las pestañas de las niñas, córtense con luna nueva, pero tampoco en viernes.

୫୬

Si se quiere tener unos bonitos dientes, blanquéense con cáscara de huevo machacada o con carbón vegetal en polvo.

୫୬

Para perfumar la boca y dar un atractivo tono rojizo a las encías, mastíquese corteza de nogal.

୫୬

Si lo que se quiere es adelgazar, tómense infusiones de raíz de grama común *(Cynodon dactylon)*, o de maya o chiribitas, que son otras de las denominaciones de la margarita común *(Bellis perennis)*, pero en ayunas.

୫୬

Según moderna receta, si se quiere acabar con la grasa en nalgas y muslos, o con la característica piel de naranja, mézclese el zumo de un limón o de una naranja con dos cucharaditas de aceite de oliva, o de cualquier otro aceite vegetal, y masajéese diariamente la zona, con delicadeza, durante diez minutos.

୫୬

También puede acabar con la celulitis masajear las zonas afectadas con una media en la que se hayan introducido varias nueces con su cáscara.

ဆၢ

Para bajar el volumen del vientre, hiérvase en 100 gramos de agua varias hojas verdes de laurel y otras tantas
de hiedra; déjese cocer a fuego lento durante diez minutos, luego reposar durante quince, fíltrese y aplíquese,
con la ayuda de un algodón, directamente sobre la parte
del abdomen que se quiere adelgazar.

ဆၢ

Coma la mujer cada mañana un diente de ajo en ayunas
y siempre tendrá una bonita piel y un cuerpo bellísimo.

ဆၢ

Aunque dicen que aún es más eficaz que cada amanecer
coja la mujer que quiera mantenerse siempre bella, un
pedazo de carne de ternera recién sacrificada y se lo aplique durante una hora en el punto de su anatomía que
quiere que se conserve fresco y lozano, o para que recu-
pere su pasado esplendor. Es el caso de la frente, las
mejillas, el cuello, los pechos, el abdomen, el culo y las
piernas, entre otros muchos posibles.

Para que una mujer huela bien

Para lavar y perfumar las partes secretas, hierva la mujer
mirra roja, pásela por un cedazo, amase el polvo con
agua de mirto y fricciónese la vulva y la vagina con el
líquido resultante.

ဆၢ

Para que desaparezca el mal olor de la vagina, hiérvase
lavanda con agua de rosa moscada o mosqueta *(Rosa
eglanteria)*, empápese un trapo de lana y frótese la vulva
hasta que se caliente.

ဆၢ

Para lo mismo, tome la mujer un baño de asiento de
algarrobas desprovistas de nudosidades y corteza de granado, hervidos durante mucho tiempo en gran cantidad
de agua.

ဆၢ

Si no se tiene nada mejor a mano, y se desea que desaparezca el mal olor del flujo vaginal, fumíguese la vagina la interesada con el humo que sale de los excrementos de vaca recién expulsados por el animal.

෨ා෬

Si se pretende embriagar de placer al amante durante el coito, provéase la mujer de una o varias pequeñas bolsitas y llénelas de almizcle. Reviéntelas en el momento que lo desee y ni su pareja, ni ella misma, podrá substraerse a tan embriagador como excitante aroma.

Para tener unos bonitos pechos

Hay quienes opinan que unos senos perfectos son aquellos que caben en el hueco de una mano masculina, o en una copa ancha de champagne. Bien lo dice el refrán: "Pecho que mano no cubre, no es teta, sino ubre". Pero en esto, como en tantas otras cosas, también hay para todos los gustos.

෨ා෬

Estírele la comadrona frecuentemente de los pezones a la recién nacida para que le crezcan unos pechos hermosos cuando sea una mujer, y no le falte leche con que alimentar a su prole. (Esta práctica salvaje fue la causa del atrofiamiento de no pocas mamas femeninas, desde la más tierna edad, en media Europa hasta no hace mucho tiempo.)

෨ා෬

La muchacha a la que empiecen a salirle los pechos, duerma boca arriba para no estorbar su natural crecimiento y que se desarrollen completamente.

෨ා෬

Tampoco acostumbre a dormir de lado, pues, según vieja creencia, podrían salirle torcidos.

෨ා෬

Que también la adulta acostumbre a dormir boca arriba para evitar que los senos se le ablanden o deformen.

೫つ೧

Dicen que unos bonitos pechos es el mayor tesoro de una virgen. Por eso, es muy recomendable que se los chupe un anciano, que con ese gesto se verá rejuvenecido.

೫つ೧

Si lo que se quiere es tener unos pechos grandes, lleve la interesada entre los mismos una bolsita que contenga semillas de alholva o fenogreco *(Trigonella foenum-graecum).*

೫つ೧

El enorme volumen que algunas jovencitas ostentan en su delantera es debido a su desmesurado apetito, por eso, no es nada recomendable que las adolescentes coman en exceso.

೫つ೧

Para reducir el volumen exagerado de unos pechos blandos, únteselos la interesada con vino tinto muy fuerte.

೫つ೧

Para lo mismo, hiérvase agua de fragua con yedra, hierba doncella *(Vinca major)*, mirto y perejil y aplíqueselo en los pechos la interesada durante varios días.

೫つ೧

También reduce el volumen de las mamas aplicarse sobre ellas formas vaciadas de los mismos. Si dichas formas se humedecen por su interior con aceite de beleño, el remedio se verá reforzado. Este procedimiento no perjudica a las que están amamantando, aunque, en general, se recomienda ponerlos en práctica tres o cuatro días después de pasada la menstruación o, después del parto, una vez concluida la cuarentena.

೫つ೧

Si la mujer quiere que sus senos se mantengan firmes, nada más recomendable que someterlos frecuentemente a duchas de agua muy fría, mejor a diario y nada más levantarse de la cama.

ಐಲ

El mismo efecto se consigue frotando los senos con tro-
citos de hielo.

ಐಲ

La que quiera tener siempre las mamas duras, fróteselas
frecuentemente con zumo de limón.

ಐಲ

No permita la mujer que el hombre le manosee, pelliz-
que o amase los senos excesivamente, pues estos se
reblandecerán, adquirirán apariencia de pimiento y ter-
minarán por caérseles hacia la cintura.

ಐಲ

Si lo pretendido es arrancar con unas pinzas los pelos
que pueden salir alrededor de los pezones, mójense primero estos con agua muy fría o con un pedazo de hielo.

Para eliminar las estrías del vientre después de un parto

Tómense cuarenta pies de carnero, quiébrense los huesos y pónganse a hervir. Recójase después con un cucha-
rón lo que flote por encima del líquido y añádasele dos
trozos de esperma de ballena, dos onzas de manteca fresca sin sal y otro tanto de grasa de cerdo. Hiérvase todo
en un recipiente de barro, y cuando se haya enfriado el
ungüento resultante, amásese con agua de rosas hasta
que quede blanco. Cuando la persona interesada haya
de servirse de este remedio, apliquese sobre el vientre
una piel de perro o de cabra y, así preparada, tómese dos
onzas de aceite de almendras dulces, otras dos de corazoncillo *(Hypericum perforatum)* y de mirtilo o arándа-
no *(Vaccinium myrtillus)*, y tras lavarlo todo con agua de
rosas, unte una de estas pieles perfumadas. Déjela
humedecerse durante toda una noche y al día siguiente
fróesela entre las manos durante una hora. Expóngasela
después durante dos días al aire y al sol, y apliquese a
continuación dicha piel en el vientre, en especial por la
noche.

La estética masculina

Para evitar la calvicie y las canas, córtese el pelo en plenilunio, mejor si es lunes y nunca en viernes.

⁊⊙⃫

Otro viejo remedio contra la calvicie, recogido por Marco Polo en Asia, consiste en cortarle a un asno su miembro genital, quemarlo y, tras afeitarse completamente la cabeza quien empieza a sufrir calvicie, restregarse la misma con las cenizas de aquel.

Maneras de saber cómo es íntimamente una mujer

Dicen que la mujer hermosa es falsa, coqueta y casquivana.

⁊⊙⃫

Si la mujer es menuda de estatura, siempre se conservará joven.

⁊⊙⃫

Si la mujer posee tobillos finos, es buena compañera para el retozo y nunca se aburrirá el hombre que la conquiste.

⁊⊙⃫

La mujer de tobillos gordezuelos es pasiva y más dada a dormirse que a dar juego en la cama.

⁊⊙⃫

Mujer de orejas cortas, buena para las prácticas sexuales.

⁊⊙⃫

La mujer que posee una frente corta y recta es en extremo lujuriosa.

⁊⊙⃫

Mujer de hombros, caderas, nalgas y piernas gruesas, buena para el coito.

⁊⊙⃫

La mujer de boca grande, también tiene grande la vulva. Incluso hay quienes puntualizan que también es poseedora de una gran vagina.

ଛୗଔ

La mujer de vulva prominente es apasionada y libidino-sa.

ଛୗଔ

Igualmente la que posee un clítoris exageradamente grande y saliente, o lo que es lo mismo, cuanto mayor es el clítoris, más lasciva es la mujer.

ଛୗଔ

Durante siglos se creyó que las españolas y las italianas poseían las vulvas y las vaginas más grandes de Europa, y por eso eran consideradas como las mujeres más ardientes, apasionadas y voluptuosas del viejo continen-te.

ଛୗଔ

Otra manera de intuir cómo es la vulva de una mujer consiste en mirarle el ombligo y analizar su forma, dimensiones, hondura, etcétera, etcétera...

ଛୗଔ

La mujer de piel morena es más agradable al tacto que la de piel blanca, y además se calienta antes a la hora del coito.

ଛୗଔ

La mujer pelirroja posee la vulva muy olorosa, y tam-bién el olor de sus sobacos resulta fuerte y embriagador para muchos hombres. Algunos la consideran la mujer más lasciva del mundo.

ଛୗଔ

Las mujeres que tienen negros los pelos del pubis son más libertinas que las que los tienen rubios.

ଛୗଔ

La mujer cuya vagina no se moje durante el coito, es infiel por naturaleza.

ଛୗଔ

Mujer de talle ancho y cintura corta es buena para dar hijos al mundo.

෫ඁ෬

La mujer corpulenta es difícil de llenar y satisfacer durante el coito.

෫ඁ෬

La mujer pequeña tiene su órgano sexual más grande que las corpulentas, es más apta y vigorosa para el acto sexual y disfruta más con el mismo.

෫ඁ෬

Mujer de cuello alto y delgado, buena para nodriza.

෫ඁ෬

En cambio, tendrá serios problemas a la hora de amantar la que posea pezones invertidos o sumidos, por regla general presentes en mujeres de senos pequeños.

෫ඁ෬

La mujer de pecho plano es gruñona y está siempre malhumorada, pero suele dar buen juego en la cama.

෫ඁ෬

Otros piensan justamente lo contrario, que la mujer que posee escaso pecho da poco juego en la cama.

෫ඁ෬

En general, se ha solido decir que la mujer de mamas pequeñas, si es delgada, tiene la vulva siempre abierta y húmeda.

෫ඁ෬

Mujer con más de dos pezones, bruja segura. Antaño se creía que por ellos amamantaba a los sapos y otras alimañas que parían tras sus contactos sexuales con el diablo.

෫ඁ෬

Mujer de grandes tetas, tonta segura. Incluso suele decirse hoy día que la mujer que por motivos estéticos se hace aumentar artificialmente el volumen de sus mamas, se vuelve estúpida aunque antes no lo pareciera.

෫ඁ෬

A la mujer que cruza mucho los brazos sobre el pecho le asusta el coito.

※

La mujer miope no solo es muy buena en la cama, sino que además es fiel y discreta por naturaleza.

※

La mujer que tiene manchas blancas en las uñas es que ha dicho alguna mentira. A tantas manchas, tantas mentiras.

※

La jovencita que luce grandes ojeras, especialmente si todavía es virgen, o se masturba con frecuencia, o se deja lamer la vulva por otra persona, o le chupa el pene a un hombre.

※

La mujer que presenta bonitos hoyuelos en sus carrillos es una buena felatriz, y la que lo presenta únicamente en la barbilla, buena para el coito.

※

Si una jovencita tiene el trasero exageradamente prominente, es porque ya conoce el coito por vía anal.

※

La mujer que tiene muchos lunares no es bruja, pero sí si los tiene escondidos entre el pelo de los sobacos, del pubis o en otras partes aún más secretas de su cuerpo.

※

La mujer que tiene los pechos exageradamente grandes y blandos, es de temperamento lascivo y muy aficionada al alcohol.

※

Mujer de pies fríos, mala compañera en la cama.

※

Si se quiere saber si una mujer está sexualmente excitada, obsérvense en ella los siguientes síntomas: que se sonroja, que sus pezones se endurecen, que su nariz se humedece, que se le seca la garganta y tiene que tragar mucha saliva, que su vulva se moja hasta el punto de volverse resbaladiza. Es entonces el momento más indicado para practicar el coito con ella.

ະດາ

Cuando la mujer desea practicar el acto sexual, las ventanillas de su nariz se dilatan y su boca se abre, empieza a sudar abundantemente, su cuerpo se estira y, por último, cierra los ojos como si durmiera. Es este el momento más indicado para que su compañero la penetre.

ະດາ

Si cuando el amante besa a la mujer, siente que esta tiene los labios ardiendo, sin duda su vagina también estará caliente y dispuesta para el coito.

ະດາ

Dicen, ya por último, que contemplar un bonito trasero de mujer evita la depresión en los hombres.

Curiosidades sobre el órgano sexual de la mujer

Antaño la vulva se tuvo por un poderoso talismán, hasta el punto de que con la sola presencia de una virgen desnuda y despatarrada, con sus genitales orientados hacia una tormenta, hacía que esta se desviase. Tan es así, que el símbolo de la vulva, o la vulva representada de manera realista, ha estado presente en las puertas de las casas y en las fachadas de muchas iglesias. Algo parecido ocurrió con el falo masculino, pero mucho, mucho tiempo después.

ະດາ

Una vulva, para considerarse perfecta, ha de poseer unos grandes labios proyectados hacia arriba, firmes, pero no muy carnosos, y que no se replieguen hacia abajo. La entrada de la vagina ha de estar situada de manera que no se abra ni demasiado adelante ni demasiado hacia atrás. El vello de los grandes labios ha de ser sedoso y no espeso, siendo preferible no tener nada que tener demasiado. Por último, su aroma será dulce y muy suave, y se humedecerá a la primera caricia.

☙◊❧

El útero es el causante de la histeria femenina y esta solo se previene con el ejercicio de la masturbación o del coito.

☙◊❧

Para evitarles sofocaciones a las monjas, consecuencia de su castidad y motivo de no pocos ataques de histerismo, imprégnese la comadrona un dedo con aceite de lirio, de laurel o de nardo, introdúzcaselo a la paciente en la boca de la matriz y agítelo frecuentemente.

☙◊❧

Antaño muchos creyeron que mirar directamente los órganos genitales, sobre todos los femeninos, podía traerle males sin cuento a quien tal imprudencia cometiera.

El cuidado de las partes secretas

Cuide toda hembra de que al bañarse en un río o en un estanque, no le penetren en la vagina huevos de ningún animal, pues ello le provocaría grandes males. Se han dado casos de mujeres que por esta circunstancia, han expulsado por la vulva sapos, sabandijas y hasta culebras.

☙◊❧

También se conoce el caso de una mujer que se quedó preñada por haberse lavado sus partes íntimas en un bidet portátil, con el agua tibia donde acababa de masturbarse su hermano. Más modernamente, sabemos de otra mujer que, al parecer, se quedó en estado de buena esperanza por haberse bañado completamente desnuda en una piscina en la que acababa de eyacular un hombre.

☙◊❧

Contra las infecciones vaginales, lávense por dentro y por fuera las partes secretas con el agua resultante de cocer hojas y corteza de roble, o de hojas de nogal.

છબ્ર

Irríguese la vagina con la infusión resultante de cocer cinco hojas de laurel en un cuartillo de agua.

છબ્ર

Si se produce inflamación porque el útero se ha desprendido, úsese del cocimiento de encina. Sirve cualquier parte de este árbol.

છબ્ર

Contra la opilación u obstrucción del útero, macháquese Artemisa *(Artemisia vulgaris)* e introdúzcase en el zapato de la paciente. Evítese en caso de embarazo, pues puede provocar un aborto.

Maneras de saber cómo es íntimamente un hombre

Para la mentalidad popular, la excesiva belleza, tanto en el hombre como en la mujer, es sinónimo de pereza y aun de vicios peores.

છબ્ર

Dicen que un hombre hermoso es mal marido.

છબ્ર

Sin embargo, aquel que tiene cejas juntas, además de ser un malvado, es un empedernido seductor de sirvientas.

છબ્ર

Hombre sin barba, persona inclinada a grandes vicios.

છબ્ર

De hombre de barba roja, no se dude en apartarse en cuanto se le vea, y lo mismo del que tiene la barba muy negra.

છબ્ર

Hombre que tiende a echar la cabeza hacia adelante, amante agresivo y violento en la cama.

ഗര

El hombre que se muerde frecuentemente las uñas, es aficionado a las mujeres de grandes pechos.

ഗര

Hombre con manos grandes, bien dotado de entrepierna, y lo mismo si tiene grandes los dedos de las manos, los pies y los lóbulos de las orejas.

ഗര

Si la nariz de un hombre es grande, su pene también lo es.

ഗര

Hombre chato, en cambio, rabicorto y apresurado en la lujuria, o lo que es lo mismo, eyaculador precoz.

ഗര

Del mismo modo, a mayor estatura mayor longura en el miembro genital.

ഗര

El hombre de espalda muy recta es poco imaginativo en la cama.

ഗര

Hombre de hombros encogidos, iracundo en la cama.

ഗര

Hombre de espalda encorvada, egoísta y poco atento con su pareja en la cama.

ഗര

Hombre de espalda cuadrada, amante cariñoso en la cama.

ഗര

Si el hombre tiene el culo gordo, mal compañero en la cama.

ഗര

Hombre de culo prieto y musculoso, buen atleta sexual. Pero, ojo, que como dice el refrán, aunque bien es cierto que con toda la mala intención del mundo: "Ancho de hombros y estrecho de culo, maricón seguro."

ഇൽ

Los calvos son más viriles y fogosos, y copulan mejor que los que lucen una hermosa cabellera, sobre todo cuando han sobrepasado los cuarenta años.

ഇൽ

Si se quiere saber si un hombre está excitado sexualmente, basta con observar la erección de su pene. Mas si esto no fuese suficiente, pálpele discretamente la mujer las membranas de la nariz; si las tiene como inflamadas y húmedas, está excitado; si las nota normales y secas, no.

ഇൽ

Si una mujer quiere saber si su amante ha tenido trato sexual recientemente con otra mujer, tómele delicadamente el pene con una mano, y con la otra retírele la piel del prepucio, si no está circunciso. Si el glande o capullo aparece extremadamente bermejo, es que ha copulado recientemente; si, por el contrario, aparece rosa o lila pálido, no.

El sexo penado

Con este capítulo podemos hacernos una idea de lo que en tiempos lejanos, y no tan lejanos, se pensaba de las prácticas sexuales cuya finalidad última no era la procreación.

El incesto

No copule hermano con hermana, pues corren el riesgo de engendrar hijos tontos o monstruosos. Durante siglos se pensó que la elefantiasis en la progenie era el resultado más común de esta práctica.

ഇരുൽ

Tampoco practique el acto sexual madre con hijo o hija con padre, pues corren el mismo riesgo que en el caso anterior.

ഇരുൽ

El mismo o parecido peligro de nacer tarados, han corrido los hijos de primos hermanos, según el pensamiento popular.

La zoofilia

El coito con un perro, ya en hombre, ya en mujer, puede resultar en extremo placentero, debido a lo ardiente de su semen y a lo prolongado e intermitente de su eyaculación, pero espere el humano un buen rato hasta que el animal se desacople por sí mismo, pues corre grave riesgo de desgarraduras en la vagina o en el ano.

ഇരുൽ

Evítese la introducción de peces sin descamar en la vagina o en el ano, pues aunque entran con suma facilidad, sacarlos es todo un suplicio, amén de un peligro físico grave.

La homosexualidad

Consentida en unas épocas, severamente castigada en otras, la homosexualidad, especialmente la masculina, ha venido siendo objeto de repulsa, al menos desde el punto de vista de lo popular, debido a que es una relación que no puede dar descendencia. Esa repulsa la impulsaron los distintos poderes que en el mundo han venido siendo –Señor, Iglesia, Estado, etcéteras– que en la procreación y en la consiguiente mano de obra barata, ya en la guerra, ya en la paz, han basado buena parte de su injusto poder.

৪০৫৪

Lávese sus partes tras el coito con varón, la mujer que luego pretende yacer con hembra, pues por descuido la otra puede quedarse embarazada. Aunque pueda resultar increíble, existe un precedente recogido en el siglo XVI. "Eran dos mujeres, una viuda y otra tenía marido. La viuda, estando muy caliente y furiosa, provocó a la casada que se echase sobre ella, la cual, poco antes, había tenido acceso carnal con su marido, y con muchas vueltas y tocamientos deshonestos, estando así juntas, recibió en sí la viuda, no solo la simiente de la otra, mas también la que había recibido de su marido con lo cual se hizo preñada". En *Cirugía universal*, Juan Fragoso (1566).

৪০৫৪

Es menos grave la relación homosexual entre mujeres que entre hombres, porque no se desperdicia semen. Además, también se creyó que si una mujer lamía en su natura a otra hembra y se tragaba sus fluidos vaginales, llegaría a vivir muchos años.

৪০৫৪

Cuide el varón, que abusa del coito anal de manera pasiva, de ejercitar frecuentemente los músculos de dicho esfínter para evitar que tome la forma de un embudo y por él se le escape involuntariamente el excremento. De ser así, un viejo remedio ha consistido en llevar permanentemente puesto un tapón.

El cambio de sexo

Ya el doctor Juan Fragoso, cirujano de Felipe II, preconizó en el siglo XVI esta posibilidad, al escribir: "El hombre no difiere de la mujer sino en que tiene los genitales fuera del cuerpo. Porque haciendo anatomía de una doncella, hallaremos que tiene dos testículos, dos vasos de simiente y la madre –la matriz– con la mima compostura que el miembro del hombre. Por lo cual, en acabando naturaleza de fabricar un hombre perfecto, le quisiese convertir en muger, no era menester más de bolverle adentro los instrumentos de la generación. Y si hecha mujer la quisiese bolver varon, con echarle la madre y los testículos fuera, estava hecho".

ഔപ

Según popular y muy extendida creencia, quien pasa bajo uno de los extremos del arco iris, cambia inmediatamente de sexo.

Los supuestos peligros de la masturbación

"La masturbación, ese azote de la especie humana, es, más a menudo de lo que se piensa, causa de la locura, sobre todo en los ricos. La masturbación es señalada en todos los países como una de las causas frecuentes de la locura; a veces es preludio de la manía, de la demencia y hasta de la demencia senil: da origen a la melancolía, conduce al suicidio, y es más funesta en los hombres, que en las mujeres." Dr. Ritchie, citado por el Dr. Alberto Campos en *Las aberraciones del sexo* (1932).

ഔപ

El joven que, se masturba corre el riesgo de que le salgan pelos en la palma de la mano.

ഔപ

También se arriesga a que un día se quede con el pene en la mano, es decir, tan delicado y querido miembro se le separe del cuerpo completamente.

ഔപ

La masturbación infantil o juvenil, hacen al individuo impotente en su edad adulta.

ഔപ

A la niña que se masturba en exceso, la menstruación le viene mucho antes que al resto de las púberes de su edad y le resultan muy dolorosas.

ഈരുഖ

La jovencita que se masturba corre el riego de sufrir furor uterino o, lo que es lo mismo, convertirse en una ninfómana.

ഈരുഖ

El clítoris crece un poco cada vez que su propietaria se masturba, y esta puede acabar pareciendo un hombre, al menos en lo que a su entrepierna se refiere. De ahí que antaño a muchas jovencitas se les obligase a dormir con unas bragas de cuero, bien apretadas a las piernas y a la cintura.

ഈരുഖ

La masturbación impide que la musculatura corporal se desarrolle completamente.

ഈരുഖ

La persona que se masturba tiene mucha menos memoria que la que no lo hace.

ഈരുഖ

La masturbación produce a la larga graves enfermedades cardíacas y respiratorias, y deseca la médula espinal, con el consiguiente riesgo de epilepsia.

ഈരുഖ

El adulto que se masturba puede acabar volviéndose loco e, incluso, suicidándose.

ഈരുഖ

Abandone el hábito de la masturbación quien no quiera quedarse ciego, a quien encanecer prematuramente le disguste, y quien no desee quedarse calvo.

ഈരുഖ

Para evitar la excitación y la consiguiente necesidad de masturbarse en los jóvenes, lávense cada día el prepucio los chicos, con agua templada y un poco de jabón, cuidando de que no quede ningún tipo de secreción o costra adherida a su base, y las chicas su vulva, observando que ningún resto de flujo haya quedado en los labios menores ni en torno al clítoris.

෫෬

Para lo mismo, es decir, evitar la excitación sexual y el riesgo de masturbación, no azoten los padres y educadores a los niños o niñas en las nalgas, sino en la espalda.

෫෬

De manera genérica, en Occidente se ha venido teniendo la peregrina idea de que el ejercicio físico aleja del joven o la joven el deseo de masturbarse.

෫෬

Si se quiere saber si una persona se masturba con frecuencia, obsérvese su respiración. Si al más mínimo movimiento se queda sin aliento, es un masturbador; si no lo pierde, aun realizando ejercicios bruscos, no lo es.

෫෬

También puede saberse si alguien se masturba, observándole la mirada; si nunca mira de frente o tiene la vista fija en el suelo, lo hace.

෫෬

Además, el andar de quien tiene el hábito de masturbarse es cansino y pesado.

Las enfermedades venéreas

Increíble puede parecer, pero se creyó en otro tiempo que el matrimonio era completamente inmune a cualquier tipo de enfermedad venérea, siempre y cuando la pareja se guardase fidelidad absoluta.

Para prevenir la gonorrea y otros males del sexo

Tenga preparado el hombre medio limón y, antes del coito, mójese un dedo con su zumo. Introdúzcalo en la vagina de la mujer, y si esta siente picores o escozor sea rechazada.

හ⊃ભ

Si ha habido acto sexual sospechoso, terminado este acuda el hombre a un urinario o retrete. Apriétese fuertemente el miembro viril con una mano, por debajo de la bellota (o capullo) y orine. Cuando la presión sea irresistible, apriete con la otra el resto del miembro, oprimiéndolo con todas sus fuerzas, con lo que la orina saldrá a presión. Repítase la operación varias veces.

හ⊃ભ

Bébase arenaria o quebrantapiedras *(Herniaria glabra)*, que favorece la emisión de orina, pues orinar mucho ayuda a desechar las infecciones.

හ⊃ભ

En caso de gonorrea, evítese ingerir cualquier producto afrodisíaco, entre ellos los mencionados en este libro.

හ⊃ભ

En caso de relación sospechosa, o si se nota alguna molestia en las veinticuatro horas siguientes al coito, tanto el hombre como la mujer lávense sus partes con infusiones de manzanilla, o de nogal, o de zarzaparrilla, o de malva, que también han de beberse.

හ⊃ભ

Lávense el miembro masculino y la vagina con limón crudo, o zumo de naranja.

හ⊃ભ

Pásense por el miembro y la vagina cebollas abiertas por la mitad, ajos partidos y perejil.

෩

Si la gonorrea es crónica, lávense las partes afectadas con cocimientos de caléndula o maravilla *(Calendula officinalis)*.

෩

Algunos árabes han creído que fornicar con un animal hembra cura las ulceraciones y llagas del pene debidas a gonorrea u otras dolencias venéreas.

෩

Para prevenir cualquier mal venéreo o como anticonceptivo, nada mejor que el uso del condón o preservativo, invento que empezó a conocerse en el siglo XVIII.

Para combatir las ladillas

Dense friegas de gasoil por todo el cuerpo, y muy especialmente en las zonas próximas a los genitales. La mujer deberá poner especial cuidado en que el gasoil no le entre en la vagina.

෩

Aféitense completamente las partes sexuales del hombre o la mujer, pues las ladillas viven entre el pelo de los genitales, y lávenselas frecuentemente.

෩

Quien las tenga, túmbese completamente desnudo a la intemperie, la noche de San Juan, y el rocío de la madrugada las matará.

Contra la sífilis

Antiguamente creyeron algunos médicos que se curaba copulando con una virgen, siempre y cuando la misma fuese de raza blanca.

෩

Del mundo árabe procede la creencia de que la sífilis y otros males venéreos se curan copulando con un animal, de preferencia yegua, burra o camello.

∞∞

Tras el descubrimiento de América, se echó mano del guayaco o leño de indias *(Lignum vitae)*. (El sacerdote médico, Francisco Delgado, escribió un opúsculo sobre la manera de emplearlo).

∞∞

También se ha intentado buscar una solución a tan grave dolencia con cocimientos de palomilla *(Fumaria officinalis)*.

∞∞

O lavándose frecuentemente las partes privadas con agua bendita. Este remedio, por cierto, también se ha empleado contra otras dolencias, incluso de tipo no venéreo.

Para curar las llagas en el ano o en la vulva

Aplíquense en las zonas afectadas, cocimientos de la planta llamada bistorta *(Polygonum bistorta)*.

∞∞

Hiérvanse 15 gramos de hojas de zarza en 350 gramos de agua, durante 7 minutos, cuélese y tómense tres tacitas al día, fuera de las comidas.

∞∞

O lávense las lesiones, sobre todo en caso de úlcera anal, con cocimientos de ortiga muerta u ortiga blanca *(Lamiun album)*.

∞∞

Empápense las lesiones con cocimientos de búgula o consuelda *(Ajuga reptans)*. Sobre todo si la llaga ha degenerado en ulceración.

∞∞

En caso de que haya hemorragia de recto, tómense infusiones de hojas de zumaque *(Rhus coriaria)*. Hiérvanse 10 gramos de las mismas en 300 gramos de agua, déjese reposar 25 minutos y cuélese. Tómense tres tacitas diarias, pero nunca en las comidas.

ಬಂಣ

En general, para los lavados vaginales, practíquense estos con cocimientos de hojas de nogal.

Algo de escatología

"... *tan desgraciado es el culo que siendo así que todos los miembros del cuerpo se han holgado y huelgan muchas veces, los ojos de la cara gozando de lo hermoso, las narices de los buenos olores, la boca de lo bien sazonado y besando lo que ama, la lengua retozando entre los dientes, deleitándose con el reír, conversar y con ser pródiga y una vez que quiso holgar el pobre culo le quemaron.*"Gracias y desgracias del ojo del culo, *Francisco de Quevedo (hacia 1600).*

El ano o culo en la medicina popular

Tratamiento para que se recuperase quien había padecido una congestión cerebral, vino siendo el de administrarle friegas en las piernas con polvo de mostaza, y aplicarle sanguijuelas tras las orejas y en el ano.

෨ඥ

Se evita el mareo llevando una rama de perejil en el ano.

෨ඥ

Para eliminar las lombrices intestinales, túmbese el enfermo bocabajo y colóquesele un trozo de carne cruda sobre el ano. No tardarán mucho los parásitos en salir, atraídos por el olor de la carne fresca.

෨ඥ

Para expulsar una solitaria, siéntese al paciente en un orinal lleno de leche, y aguárdese hasta que la tenia haga su salida al exterior por el ano. De no producirse esta, repítase la operación cuantas veces sea conveniente.

෨ඥ

Los prolapsos del recto son un mal que se produce generalmente en los ancianos y en los niños que se ven obligados a hacer enormes esfuerzos para defecar, a causa del estreñimiento. La tradición curativa manda que se trate al paciente con lo necesario para evitarle el estreñimiento. Si consigue hacer de vientre sin esfuerzo, desaparecerán los molestos prolapsos.

Remedios contra las almorranas

Bébase agua fría, a la par que se aplican emplastos de linaza, malvavisco y adormidera en la zona afectada. Alternativamente, ablándense las almorranas con vahos de agua de cardencha y con lavativas de agua templada.

෫ඁ෴

Mójense las almorranas con saliva de ayunas o con lejía.

෫ඁ෴

Póngase a cocer cola de caballo *(Equisetum arvense)* y aplíquese después la cocción a las almorranas. También puede beberse el líquido.

෫ඁ෴

Háganse cocimientos de raíces de quinquefolio o cinco-enrama *(Potentilla reptans)*, tómese el líquido y aplíque-se parte del mismo a las almorranas.

෫ඁ෴

Aplíquense directamente a las almorranas, con un algo-dón, cocimientos de zarzamoras.

෫ඁ෴

Hágase lo mismo con el líquido de los cocimientos de nogal y tomillo.

෫ඁ෴

Úntese en el ano dolorido tocino y ajo.

෫ඁ෴

Frótese el mismo delicado lugar, con aceite en el que se hayan freído higos chumbos.

෫ඁ෴

Aplíquese en el ano, durante toda la noche, un tomate abierto por la mitad.

෫ඁ෴

Tómense vahos de asiento calientes. Hay de muchas cla-ses, como el de cocer manzanilla, salvado de trigo o el humo resultante de quemar sanguijuelas.

෫ඁ෴

Bébanse infusiones de hojas de acedera *(Rumex acetosa)*.

෫ඁ෴

Tómense cocimientos de castañas de India.

෫ඁ෴

O de bulbo de cebollana *(Allium schoenoprasum)*.

෨෬

Remedio muy antiguo es el de sentarse, con el culo desnudo, sobre una rana abierta por la mitad.

෨෬

Según popular creencia, si no se quieren tener almorranas cómanse muchos dátiles.

෨෬

Antaño se combatían con lavativas de agua templada.

Remedios contra el estreñimiento

Si quien lo padece es un niño de teta, introdúzcasele por el ano un poco de perejil.

෨෬

O frótesele el ano con la cabeza de una cerilla, o con un algodón impregnado en aceite de oliva o combinando ambas cosas.

෨෬

Póngase un enema con agua de hierba de pastizal.

෨෬

Practíquense lavativas con agua de manzanilla y un chorrito de aceite de oliva.

෨෬

Ingiérase almidón diluido en agua y tisanas de betónica *(Betonica officinalis)*.

෨෬

Tómense cocimientos de hojas de acebo.

෨෬

Da muy buenos resultados el vino caliente bebido a sorbos muy pequeños o tomado en cucharadas.

෨෬

Bébase una cocción de algas marinas.

෨෬

Si el estreñimiento es persistente, acúdase a las infusiones de raíz de malva con unos granos de sal y unas gotas de aceite.

෫ාৰ

Son igualmente recomendables las semillas de zaragatona *(Plantago psyllium)* maceradas en anís.

෫ාৰ

Las plantas de tártago *(Euphorbia lathyris)*, consumidas en cocción, ayudan a evacuar rápidamente.

෫ාৰ

También ayudan a hacer de vientre sin problemas las infusiones de centaurea, conocida como hiel de tierra *(Centaurium erythraea)*.

෫ාৰ

De madrugada, sálgase al balcón desprovisto de ropa de la cintura para abajo y permanézcase allí hasta que se noten los efectos del frio en la tripa. A la mañana siguiente, nada más despertar, bébase un vaso de agua que se dejó por la noche al sereno, cubierto con un paño para que no se ensuciara.

෫ාৰ

Déjese un vaso de agua, tapado, durante toda la noche al sereno y bébase por la mañana, en ayunas.

෫ාৰ

O bébase agua con un poco de aceite.

෫ාৰ

Intente hacer de cuerpo acuclillado, pues así es mayor la presión de los músculos del vientre sobre el ano. Si no se dispone de taza turca, o de corral, o de un lugar cercano en donde hacerlo, acuclíllese subido en la taza común del inodoro.

෫ාৰ

No disponiéndose de nada mejor, ingiérase agua de mar, pero en tragos largos.

෫ාৰ

Si el estreñimiento es crónico, ingiérase una o dos tazas de cocimiento de corteza de acacia blanca al día.

೫⊙೦ೠ

O, si es la temporada, cómanse ciruelas en abundancia, mejor si son claudias.

Remedios contra la obstrucción intestinal

Nada recomendable es el método de tragarse dos balas redondas de fusil del calibre 16. Previamente señalada, se comprobará que la tragada en segundo lugar tiende a salir por su conducto natural antes de la que se ingirió en primer lugar. El inconveniente de esta terapia estriba en que si el tubo digestivo se encontrase obstruido como consecuencia de una dolencia grave, por ejemplo el cáncer de esófago, el remedio podría resultar mortal. Igualmente surgen multitud de inconvenientes, si en lugar de balas redondas se utilizan alargadas, pues estas pueden atravesarse formando una cruz en el interior del organismo.

Remedios para evitar los malos gases

Para evitar las aerofagias o pedos, bébanse infusiones de los frutos de la alcaravea, también llamada comino de prado.

೫⊙೦ೠ

Tampoco van mal las infusiones de artemisa de los Alpes *(Artemisia genipi)*, tomadas en dos o tres tacitas diarias, pero fuera de las comidas.

೫⊙೦ೠ

Ni las infusiones de asperilla *(Galium odoratum)*, pero sin abusar de ellas.

೫⊙೦ೠ

Contra la formación de gases, aplíquense sobre el estómago cataplasmas de huevos.

೫⊙೦ೠ

O una tortilla elaborada con ruda, romero y salvia, muy caliente.

ഇരു

Aunque utilizado antaño por un curandero guipuzcoano para extraer los malos aires, el remedio siguiente resulta poco recomendable: consiste en masajear al paciente en el vientre, de abajo a arriba, a la par que se le sopla fuertemente por el ano. Para que el método sea efectivo, preciso es comprobar que el paciente expulsa los aires por la boca.

ഇരു

Otro remedio vasco contra los gases del intestino, es el que sigue: con las yemas de los pulgares masajéese intensamente sobre el vientre. Si de ese modo no se consigue el objetivo, preciso será hacer un emplasto de chocolate caliente, a fin de obligar a los gases a salir por el ombligo. Para facilitar esta operación, colóquese sobre el ombligo del paciente una moneda, y sobre esta una velita encendida, todo lo cual se cubrirá con un vaso. El remedio se terminará en el momento en que la llama de la vela se apague. El tratamiento deberá repetirse por espacio de doce o quince días.

Propiedades de la orina humana

En muchos pueblos marineros las mujeres suelen orinar sobre las redes, antes de iniciarse las distintas campañas pesqueras, para propiciar unas buenas capturas. Lo mismo han solido hacer al echar por primera vez al agua una embarcación,

ഇരു

Úntense las boqueras y otras pupas de los labios con orina humana y aquellas desaparecerán.

ഇരു

Para curar la conjuntivitis, lávense los ojos del paciente con la orina de un niño recién nacido. En general, es muy vieja la creencia de que la orina de un bebé va bien para todo tipo de dolencias o enfermedades.

ಹಿಂದ

Para acabar con un orzuelo, mójese la lesión con los orines de una melliza virgen.

ಹಿಂದ

Para combatir la neumonía, si quien la padece es un hombre, ingiera la orina de una niña de siete años; pero si la enferma es una mujer, que beba la orina de un niño de esa misma edad.

ಹಿಂದ

Quien padezca de dolor de estómago habitualmente, beba en ayunas su propia orina todas las mañanas.

ಹಿಂದ

Para curar el herpes, orine directamente sobre la lesión una muchacha virgen.

ಹಿಂದ

Si lo que se quiere es curar la sarna, macháquese raíz de cólchito *(Colchicum autumnale)*, mézclese con sal y orines del propio paciente, y restriéguese todo por la zona afectada antes de irse a dormir.

ಹಿಂದ

Contra la lepra, imprégnese el afectado con la orina de un muchacho fuerte y saludable.

ಹಿಂದ

Para curar los sabañones, oríneselos el propio afectado y mejor si lo hace en ayunas.

ಹಿಂದ

Para curar las fiebres tercianas, beba el paciente la orina procedente de una mujer virgen o de un niño. El mismo remedio se emplea contra la ictericia.

ಹಿಂದ

Tanto para las picaduras de avispa como para las de abeja, es muy bueno orinar sobre la zona picada.

Sueños, adivinaciones y magia

O "de cómo prevenirse la mujer para el matrimonio", podría ser también el título de este capítulo. Y es que la importancia de matrimoniar estuvo tan arraigada en la sociedad tradicional, que el no hacerlo suponía una de las peores desgracias para la afectada, siendo, además, muy mal mirada por sus vecinos y convirtiéndose en objeto de maledicencia, burlas, chanzas y chascarrillos varios. Y no digamos ya, si, estando soltera se convertía en madre, pues entonces podía llegar a ser víctima de agresiones físicas y hasta de sufrir el desprecio público durante toda su vida.

El amor y los sueños

Si una mujer desea evitar tener sueños eróticos, introdúzcase, antes de acostarse, un manojo de ortigas en lo más profundo de su vagina. Es remedio ya probado eficazmente por los antiguos griegos.

ဆၢၕ

Si un hombre sueña con una vulva, su propietario no tardará en sufrir molestias y desgracias.

ဆၢၕ

Coloque la moza casadera un espejo debajo de su almohada, la noche de un viernes 13, y verá en sueños a su futuro marido. Es método anglosajón.

ဆၢၕ

Lo mismo sucederá si coloca bajo la almohada la peladilla que le haya dado un recién casado, cogida del confite de boda.

ဆၢၕ

Para soñar con el futuro marido, salga la moza al balcón durante nueve noches seguidas y cuente nueve estrellas en nueve lugares diferentes del firmamento. El sueño se producirá durante la noche novena.

ဆၢၕ

Soñar con un aborto significa boda cancelada.

ဆၢၕ

El que sueña con agua se enamorará muy pronto.

ဆၢၕ

Soñar con un altar equivale a matrimonio feliz.

ဆၢၕ

Si un hombre sueña con un anzuelo significa que su mujer le es infiel.

෨෬

El que sueña que baila con la persona amada, se casará con ella.

෨෬

Soñar con celos es sinónimo de felicidad.

෨෬

A quien sueña con una chimenea apagada el ser amado le engaña.

෨෬

Besar en sueños equivale a triunfar en el amor.

෨෬

La muchacha que sueña con un espejo será afortunada en amores.

෨෬

El hombre que sueña con ostras tendrá éxito con las mujeres.

෨෬

Soñar con los pechos de una mujer es signo de buena suerte.

෨෬

Si un hombre sueña con tulipanes se casará con una mujer bellísima.

෨෬

Si una mujer sueña que un hombre la peina o le coloca un sombrero, se casará con ese hombre.

෨෬

Una mujer que sueña que su marido le llena un jarro o un vaso de agua, o pronto se quedará embarazada o ya lo está. Lo mismo ocurre si sueña que se pincha con una aguja o que tiene los senos llenos de leche. En el caso de que sueñe con un anillo, no solo se le anuncia que se quedará en estado de buena esperanza, sino que además será niña.

☙❧

A quien sueña con una ardilla, alguno o alguna intenta quitarle la pareja.

☙❧

Si alguien sueña con unas axilas, no tardará en disfrutar de los placeres de la carne. Lo mismo ocurre cuando lo soñado es azúcar o dulces.

☙❧

Si una virgen sueña que alguien le quita un cinturón, es que pronto dejará de ser virgen.

☙❧

Si un hombre sueña que rompe la puerta de la casa de una mujer y logra entrar dentro, es que acabará seduciendo a esa mujer en la realidad.

☙❧

Quien sueña que hace sus necesidades en la cama pronto se separará de su pareja.

Para saber cuándo será la boda

Se casará dentro del año la moza que le ayude a ponerse la camisa a una novia el día de su boda.

☙❧

También se casará ese mismo año la moza a la que una recién casada le regale uno de los alfileres que llevaba prendido el día de la boda, o el ramo de flores.

☙❧

Si al probar una prenda femenina, una prenda interior se engancha a ella involuntariamente, quien tal haga se casará ese mismo año.

☙❧

Colóquense unas tijeras abiertas debajo de la almohada y acuéstese la interesada. Si a la mañana siguiente están con las puntas hacia el cabezal de la cama, la moza en cuestión se casará antes de la Navidad, pero no así si las tijeras apuntan hacia abajo.

Para saber algo sobre el futuro marido

Coja la interesada una manzana fresca en una mano, y con la otra móndela con un cuchillo. Sostenga con la mano derecha las mondaduras, y diga: "San Simón y San Judas, vengo a molestaros, / para con esta mondadura descubrir, / sin demora alguna, que en este día me digáis / la primera letra del nombre de mi amor verdadero." Dé tres vuelta en redondo a continuación y arroje la mondadura por encima del hombro izquierdo. Observe la posición en que queda la piel de la manzana al caer, e intuya la inicial pretendida.

இஇ

Otro procedimiento parecido consiste en colgar la mondadura de manzana, entera y sin mellas, detrás de la puerta de la casa. El nombre del amado será el mismo de la primera persona que traspase su umbral.

இஇ

Si lo que una muchacha casadera quiere saber es qué profesión tendrá su esposo, la noche de San Juan arroje plomo a una sartén puesta al fuego y, cuando se derrita el metal, viértalo a un recipiente de agua fría. Una vez haya adquirido forma y se haya enfriado, recójalo en su mano y obsérvelo detenidamente. Aunque las formas que adopta el metal tras una prueba tan dura tienden a ser de lo más peregrinas, las interesadas suelen interpretarlas a las mil maravillas —otra cosa es que luego acierten—.

இஇ

Lo mismo puede hacerse observando la forma que adopta un huevo fresco de gallina, roto en una escudilla de agua puesta al sereno. Como anécdota, cabe decir que la forma que mayoritariamente adoptan, tanto el plomo como el huevo, suele recordar, siquiera sea remotamente, a la de un navío... al menos en los pueblos costeros.

℘℧

Para saber si el marido será pobre o rico, tome la soltera tres habas; pele una completamente, otra solamente a medias y deje la última con su piel. Póngalas debajo de la cama y recoja después una a oscuras. Si el haba cogida es la pelada, su futuro marido será pobre, ni pobre ni rico si coge la medio pelada y muy rico si el haba cogida ha sido la sin pelar. En otros lugares del Pirineo las mozas casaderas utilizan el mismo recurso pero con nueces.

℘℧

Reúna la moza que quiere casarse, tantos cardos como pretendientes tenga, y adjudíquele el nombre de cada uno de ellos, a cada uno de los cardos; déjelos debajo de la cama la noche de San Juan y, a la mañana siguiente, el que más haya florecido será con el que haya de casarse.

℘℧

Se casará ese año la primera moza que sea capaz de coger la flor del agua de una fuente, la mañana de San Juan. Dicen que dicha fantástica flor se produce únicamente durante esta noche mágica, pero es completamente invisible. Por eso, la primera que llega a la fuente se la lleva, motivo por el cual no han sido pocas las estratagemas, pendencias, trifulcas y altercados entre las mozas de muchos pueblos, por hacerse con tan preciado tesoro.

℘℧

Quédese la moza casadera en la calle, la noche de San Juan, y la primera letra de la primera palabra que escuche al sonar las doce campanadas, será la primera letra del nombre de su futuro marido. Al decir de cierto autor antiguo, de esta costumbre, necia a su entender, procede lo de "noche toledana", que no es otra cosa que pernoctar al sereno.

Las andaluzas lo han tenido más fácil, pues les bastaba con quedarse en casa, por supuesto la misma noche de San Juan, y esperar al primero que pasara por delante de su ventana para preguntarle cómo se llamaba. Según fuese el nombre del noctámbulo, así sería el de su futuro esposo.

Si lo pretendido es ver la cara del futuro novio, también la noche de San Juan, concentre su mirada la moza en el agua de un lebrillo o palangana y, con un poco de paciencia, acabará por verla. Han asegurado las malas lenguas que muchas jóvenes, no solo han visto la cara de su futuro cónyuge, sino que, además, por eso prefirieron quedarse para vestir santos.

Si, además de la cara, quiere vérsele de cuerpo entero, mírese la moza en un espejo, completamente desnuda, la noche de San Juan a las doce en punto de la madrugada.

No ha solido estar bien visto, en la sociedad tradicional, que una moza se case con alguien de fuera, es decir, de un pueblo lejano al suyo, de una provincia remota o con un extranjero, pues, como dice el refrán: "Quien de fuera va a casar, o va engañado o va a engañar."

Para conseguir un novio

Récesele a San Antonio con insistencia, si se es creyente. Sirve para hombres y para mujeres. Dicen que, en el caso de las mujeres, la petición se verá reforzada si estas les enseñan las bragas al Santo, ya puestas, ya quitadas, sin que nadie lo advierta.

La noche de San Juan coloque, la que novio quiera, unas flores de trébole o trébol en una palangana con agua a la luz de la luna, y lávese con esa agua a la mañana siguiente.

ജ&cq

Escriba la interesada en un papel las características del hombre de sus sueños, dóblelo y guárdeselo en un zapato. No tardará en emparejar de acuerdo con sus aspiraciones.

ജ&cq

Busque la moza casadera un cabello blanco entre las cenizas de la hoguera de San Juan. La que primero lo encuentre se casará ese mismo año.

Para que un novio olvide a su novia

Métansele alfileres nuevos en los zapatos.

Para impedir que alguien se case

Según un procedimiento gallego, basta con que otra persona barra por delante de los pies de quien se quiere perjudicar (o favorecer, que nunca se sabe).

ജ&cq

Lo que si se sabe, o al menos han sabido los andaluces, es que quien en el plato encuentre una de las hojas del laurel que se echó al puchero a la hora de preparar la comida, para siempre se quedará soltera o soltero.

.

Bibliografía mínima

Aberraciones del sexo, Las. Dr. Alberto Campos. Impresos Jasón. Barcelona, 1932.

Afrodisia. Una enciclopedia de sabiduría erótica. Plaza y Janés Editores. Barcelona, s. f.

Análisis de la medicina popular vasca. Anton Erkoreka. Instituto Labayru. Bilbao, 1985.

Antigua medicina popular. R. Benito Vidal. Ediciones Abraxas. Barcelona, 1998.

Apellániz. Pasado y presente de un pueblo alavés. Gerardo López de Gereñu. En *Estudios de Etnografía alavesa.* OHITURA, nº 2. Diputación Foral de Álava. Vitoria-Gasteiz, 1981.

Aproximación a la folkmedicina de Cartagena. Carlos Fernández Araujo. NARRIA, nº 49-50. Madrid, 1988.

Apuntes de la vida de Lagrán. Salustiano Viana. En *Estudios de Etnografía alavesa.* OHITURA, nº 2. Diputación Foral de Álava. Vitoria-Gasteiz, 1984.

Artefactos eróticos. Beatriz Pottecher. Ediciones Temas de Hoy. Madrid, 1989.

Bodas en la Vera, Las. Del galanteo al tálamo. José V. Serradilla Muñoz. Asociación Cultural "Amigos de la Vera". Cáceres, 1992.

Brujería y otros oficios populares de la magia. Juan Francisco Blanco. Ámbito Ediciones. Valladolid, 1992.

Brujología. Congreso de San Sebastián. Ponencias y Comunicaciones. Seminarios y Ediciones. Madrid, 1975.

Capítulos de la medicina popular vasca. Ángel Goicoetxea Marcaida. Universidad de Salamanca, 1983.

Casamiento en Aragón, El. Rafael Andolz. Librería General. Zaragoza, 1993.

Celestina, La. Fernando de Rojas. Ediciones Cátedra. Madrid, 1991.

Chamanismo en el Amazonas, El. Carlos Junquera. Editorial Mitre. Barcelona, s. f.

"Cocina" perdida, La. Josep María Gorrís. Queimada Ediciones. Barcelona, 1980.

Cómo se imita la virginidad. Dr. A. Martín de Lucenay. Editorial Fénix. Madrid, 1933.

Comportamiento sexual de los vascos. José María Satrústegui. Editorial Txertoa. Donostia-San Sebastián, 1981.

Contribución al estudio etnográfico del País Vasco continental. Juan Thalamas. *Anuario de Eusko-Folklore*, XI. Vitoria-Gasteiz, 1931.

Costumari català. Joan Amades. Salvat Ediciones. Barcelona, 1986.

Costumbres aragonesas. Antonio Beltrán. Editorial Everest. León, 1990.

Costumbres asturianas. Elvira Martínez. Editorial Everest. León, 1986.

Costumbres sexuales. Edgar Gregersen. Ediciones Folio. Barcelona, 1988.

Costumbres, tradiciones y remedios medicinales canarios. José Luis Concepción. Editorial José Luis Concepción. La Laguna, 1993.

Cuerpo en la sociedad tradicional, El. Françoise Loux. Olañeta Editor. Palma de Mallorca, 1984.

Cunnus. Represión e insumisión del sexo femenino. Alberto Hernando. Montesinos. Barcelona, 1996.

Datos para un estudio de la medicina popular en Goizueta. J. Ormazabal. *Anuario de Eusko-Folklore*, XXV. Vitoria-Gasteiz, 1973-74.

Diálogos de cortesanas. Pierre Louys. Tusquets Editores. Barcelona, 1987.

Diccionario de demonología. Frederik Koning. Editorial Bruguera. Barcelona, 1975.

Diccionario de plantas medicinales. Óscar Yarza. Distribuciones Mateo. Madrid, 1984.

Dónde, cómo, cuándo recoger las plantas medicinales. Eugenio G. Vaga. Editorial De Vecchi . Barcelona, 1981.

Enfermedades cutáneas en la medicina popular vasca, Las. Ángel Goicoetxea Marcaida. *Cuadernos de la Historia de la Medicina Vasca.* Monografías, nº 1. Salamanca, 1981.

Estación del amor, La. Julio Cara Baroja. Taurus Ediciones. Madrid, 1979.

Etnografía de Reus i la seva comarca. El Camp, la Conca de Barberà, el Priorat. Ramon Violant i Simorra. Editorial Alta Fulla. Barcelona, 1990.

Etnomedicina popular. Ángel Carril. Castilla Ediciones. Valladolid, 1991.

Folklore gallego. Emilia Pardo Bazán y otros. Roger Editor. Donostia-San Sebastián, 2000.

Galicia: brujería, superstición y mística. Ana Liste. Ediciones Penthalon. Madrid, 1981.

Gracias y desgracias del ojo del culo y otras prosas mordaces. Francisco de Quevedo. Roger Editor. Donostia-San Sebastián, 2001.

Gran libro de las supersticiones, El. Peter Lorie. Ediciones Robinbook. Barcelona, 1993.

Guía de Harvey. Barcelona, 1978.

Guía del curanderismo en España y disciplinas paralelas. Jaume Vicens Carrió. Martínez Roca. Barcelona, 1985.

Hierbas que curan. Edmund Chessi y B. Pozas Hermosilla. Barcelona, 1985.

Historia de la literatura erótica. Alexandrian. Editorial Planeta. Barcelona, 1990.

Historia de la medicina. Albert S. Lyons y Joseph Petrucelli. Doyma Ediciones. Barcelona, 1984.

Historia de la pornografía. Frederik Koning. Editorial Bruguera. Barcelona, 1978.

Historia del virgo. Ramón Irigoyen. Ediciones Temas de Hoy. Madrid, 1990.

Historia secreta del sexo en España. Juan Eslava Galán. Ediciones Temas de Hoy. Madrid, 1995.

Jardín perfumado, El. Sceicco Nefzaoui. Editorial Mirasierra. Barcelona, 1977.

Kama Sutra español, Un. Luce López-Baralt. Ediciones Siruela. Madrid, 1992.

Magia del amor, La. Marco Pierotti y Valeria Pazzi. Editorial de Vecchi. Barcelona, 1994.

Manual de folklore. La vida popular tradicional en España. Luis de Hoyos Sainz y Nieves de Hoyos Sancho. Ediciones Istmo. Madrid, 1985.

Medicina en el Camino de Santiago, La. Luis de Campo. Príncipe de Viana, XXVII. Iruñea-Pamplona, 1966.

Medicina popular en el País Vasco, La. Ignacio María Barriola. Ediciones Vascas. Donostia-San Sebastián, 1979.

Medicina popular en el País Vasco, La. José María Satrústegui. *Gaceta Médica de Bilbao*, n° 73. Bilbao, 1976

Medicina popular interpretada, La. Xosé Ramón Mariño Ferro. Edicións Xerais de Galicia. Santiago de Compostela, 1985.

Medicina popular vasca y ginecología. José María Satrústegui. *Cuadernos de Etnología y Etnografía*, n° 27. Fundación Príncipe de Viana. Iruñea-Pamplona, 1977.

Medicina popular y primera infancia. José María Satrústegui. *Cuadernos de Etnología y Etnografía*, n° 30. Fundación Príncipe de Viana. Iruñea-Pamplona, 1978.

Medicina popular, La. Montserrat Puigdengolas y Regina Miranda. Editorial DOPESA. Barcelona, 1978.

Medicina popular. Arantzazu Hurtado de Saracho. Iruñea-Pamplona. 1976.

Medicina popular. Joan Amades. En *Arxiu de tradicions populars*, fascicle III. Barcelona, 1928.

Medicina popular. José Dueso. Tomo IV de *Nosotros los vascos. Mitos creencias y costumbres.* Editorial Lur. San Sebastián, 1989.

Medicina valenciana mágica y popular. Juan Gil Barberá y Enric Martí Mora. Carena Editors. Valencia, 1997.

Medicina, malaltia i salut a Catalunya. Josep Maria Comelles. En *Tradicions i llegendes*, vol. I. Edicions Mateu. Barcelona, 1982.

Misterio de los sueños, El. Thylbus. Editorial Edaf. Madrid, 1997.

Mitología y supersticiones de Cantabria. Adriano García-Lomas. Librería Estvdio. Santander, 2000.

Monstruos y prodigios. Ambroise Paré. Ediciones Siruela. Madrid, 1993.

Otra historia sexual de España, La. Enrique de Obregón. Ediciones Martínez Roca. Barcelona, 1990.

Otras medicinas, Las. Florence Arnold-Richez. Parramón Ediciones. Barcelona, 1983.

Pequeña guía de las plantas medicinales. Elfrune Wendelberg. Barcelona, 1981.

Pirineo español, El. Ramon Violant i Simorra. Editorial Altafulla. Barcelona, 1989.

Plantas medicinales. Margarita Fernández y Ana Nieto. Pamplona, 1982.

Plantas medicinales. Pío Font Quer. Editorial Labor. Barcelona, 1990.

Plantas medicinales. Revista *Mundo Científico*, n° 105. Septiembre, 1990.

Plantas silvestres y cultivadas en la gastronomía común, vegetariana y medicinal, Las. Juan Mugarza. Bilbao, 1988.

Poder de la magia, El. Derek y Julia Parker. Editorial Debate. Madrid, 1993.

Primera vez, La. Varios autores. Editorial Planeta. Barcelona, 1983.

Rama dorada, La. J. G. Frazer. Fondo de Cultura Económico. Madrid, 1986.

Recetas y remedios en la medicina popular vasca. José Miguel de Barandiarán. Editorial Txertoa. Donostia-San Sebastián, 1989.

Remeis casolans. David Griñó i Garriga (L'Herbolari de la Riera del Pi). Editorial Millà. Barcelona, 1976.

Rito y fórmula en la medicina popular vasca. La salud por las plantas medicinales. Juan Garmendia Larrañaga. Editorial Txertoa. Donostia-San Sebastián, 1980.

Satiricón, El. Petronio. Editorial Bruguera. Barcelona, 1981.

Secretos sexuales. Nick Douglas y Penny Slinger. Editorial Martínez Roca. Barcelona, 1982.

Speculum al joder. Tratado de recetas y consejos sobre el coito. Anónimo. Olañeta Editor. Palma de Mallorca, 1994.

Supersticiones del embarazo. Dr. A. Martín de Lucenay. Editorial Fénix. Madrid, 1938.

Supersticiones extremeñas. Publio Hurtado. Edición de Alfonso Artero Hurtado. Huelva, 1989.

Supersticiones y creencias de Asturias. Luciano Castañón. Ayalga Ediciones. Salinas, 1982.

Usos y costumbres sexuales de los reyes de España. Emilio Calderón. Editorial Cireneo. Madrid, 1991.

Vida cotidiana en la España musulmana, La. Fernando Díaz-Plaja. Editorial Edaf. Madrid, 1993.

Vida del Buscón. Francisco de Quevedo. Editorial Juventud. Barcelona, 1980.

Virginidad, La. Dr. A. Martín de Lucenay. Editorial Fénix. Madrid, 1932.

Todo lo que dice saber el curandero
sobre la parte más íntima y secreta de la salud

Para una búsqueda rápida